漫话更年期

王　刚　梁开如◎主编

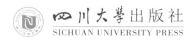

四川大学出版社
SICHUAN UNIVERSITY PRESS

图书在版编目（CIP）数据

漫话更年期 / 王刚，梁开如主编． — 成都：四川
大学出版社，2022.12
（优雅更年）
ISBN 978-7-5690-5868-0

Ⅰ．①漫⋯ Ⅱ．①王⋯ ②梁⋯ Ⅲ．①女性－更年期
－保健－基本知识 Ⅳ．① R711.75

中国版本图书馆 CIP 数据核字（2022）第 246032 号

书　　　名：漫话更年期
　　　　　　Manhua Gengnianqi
主　　　编：王　刚　梁开如
丛　书　名：优雅更年

选题策划：许　奕
责任编辑：许　奕
责任校对：张　澄
装帧设计：墨创文化
责任印制：王　炜

出版发行：四川大学出版社有限责任公司
　　　　　地址：成都市一环路南一段 24 号（610065）
　　　　　电话：（028）85408311（发行部）、85400276（总编室）
　　　　　电子邮箱：scupress@vip.163.com
　　　　　网址：https://press.scu.edu.cn
印前制作：成都墨之创文化传播有限公司
印刷装订：四川五洲彩印有限责任公司

成品尺寸：146mm×210mm
印　　张：6
字　　数：102 千字

版　　次：2022 年 12 月 第 1 版
印　　次：2022 年 12 月 第 1 次印刷
定　　价：48.00 元

本社图书如有印装质量问题，请联系发行部调换

四川大学出版社
微信公众号

编委会

刘西容　江油市妇幼保健院

卢春梅　成都市郫都区妇幼保健院

罗　静　四川省妇幼保健院

罗　爽　遂宁市中心医院

罗刘衡　四川省妇幼保健院

史琴艳　四川省妇幼保健院

税　丹　四川省妇幼保健院

熊　英　四川大学华西第二医院

胥　秀　成都市温江区人民医院

徐小娟　遂宁市中心医院

严艺云　四川大学华西第二医院

詹　燕　四川大学华西第二医院

张　丹　四川省妇幼保健院

张　慧　四川省妇幼保健院

张海燕　四川省妇幼保健院

周　萍　泸州市妇幼保健院

主编简介

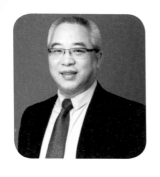

王刚 2000年6月毕业于华西医科大学（现四川大学），获医学博士学位，同年进入中山（医科）大学临床医学博士后流动站。现任四川省妇幼保健院党委副书记、院长，国家临床重点专科（妇产科）、孕产期保健特色专科、更年期保健特色专科负责人，四川省"天府峨眉计划"创新领军人才，四川省卫生健康委员会学术技术带头人、技能名师，医学重点学科（妇产科）负责人及四川省妇幼保健院医学领军人才、妇产科首席专家；中国及亚太地区微创妇科肿瘤协会（CA-AMIGO）副主席，国家卫生健康委员会内镜与微创医学全国医师定期考核专家委员会常务委员，中国医师协会微无创医学专业分会常务委员兼妇科肿瘤专业委员会副主任委员，中国医师协会妇产科医师分会常务委员，中国优生科学协会肿瘤生殖学分会副主任委员，四川省医学会妇产科专委会副主任委员，《中国计划生育和妇产科》执行副主编，《中国实用妇科与产科杂志》《中国微创外科杂志》《现代妇产科进展》常务编委，《实用妇产科杂志》《妇产与遗传杂志（电子版）》编委。

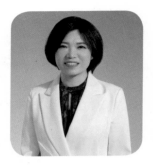

梁开如 1992年6月毕业于华西医科大学（现四川大学），获医学学士学位，2010年获四川大学华西医学中心硕士学位。现任四川省妇幼保健院妇女保健科主任，国家更年期保健特色专科学科带头人，国家更年期保健特色专科评审专家，国家妇幼中心"两癌"检查专家组成员，四川省妇幼保健机构评审及盆底功能障碍防治项目专家库成员，四川省老龄健康发展中心专家库专家，四川省精神（心理）卫生省级专家库科普教育组专家；中国妇幼保健协会妇女保健专科能力建设专业委员会副主任委员、更年期多学科协作学组组长、妇女保健专科能力提升系统工程专家、盆底康复专业委员会副主任委员、妇儿健康临床标准与规范委员会常务委员、妇女心理保健专业委员会委员，妇幼健康研究会更年期保健专业委员会常务委员、中医药适宜技术推广研究专业委员会常务委员，四川省预防医学会妇女保健专科能力建设专业委员会主任委员、阴道镜和宫颈病理协会副主任委员，四川省妇幼保健协会更年期保健专业委员会主任委员及"妇幼健康看中国"推进活动专家委员会委员。

序

在最初听到这本书构想的时候，我就期待着它的面世。

女性进入更年期后，随着年龄的增长和卵巢功能的逐渐衰退，面临着一系列与绝经相关的健康问题。月经紊乱、潮热出汗、骨关节疼痛、外阴阴道干涩、性欲减退、性交疼痛、尿失禁、排尿困难、心悸、焦虑、抑郁、失眠等更年期症状不仅影响更年期女性个人的工作和生活，还会给家庭和社会带来一定负担。

随着社会老龄化进程的加速，中老年疾病防控需求日益凸显。世界卫生组织（WHO）已将提高晚年生活质量列为 21 世纪促进健康的三大主题之一。目前更年期保健正受到全世界的广泛关注。2015 年以来，国家卫生健康委员会先后发布了《各级妇幼健康服务机构业务部门设置指南》和《妇幼保健专科建设和管理指南（试行）》等文件，鼓励各级妇幼保健机构设置更年期专科门诊，并加强更年期保健专科建设。为进一步推进我国更年期保健工作的服务质量和水平，加强更年期保健专科建设，2018 年，国家卫生健康委妇幼司启动了国家更年期保健特色专科建设工作，并以专科建设为抓手，推进更年期保健服务能力提升，为更年期女性提供全方位三级预防保健服务。

但是，不少更年期女性不了解更年期生理心理变化，不了解更年期保健可以有效缓解更年期症状，减少和延缓慢性病的发生；不了解宫颈癌、乳腺癌、骨质疏松等更年期常见疾病的筛查可以促使疾病早诊早治；不知道哪里可以提供专业的更年期保健，对绝经后生殖泌尿道问题羞于启齿，对绝经激素治疗的知识存在许多误区。

本书的主编王刚教授和梁开如教授别具一格地选择了讲故事的方法让更年期女性及家人快速全面地了解更年期保健相关知识。本书选择24个鲜活的故事，从医生、护士、儿女、孙女多个角度，描述更年期女性的更年期综合征、压力性尿失禁、盆底肌痉挛综合征、异常子宫出血、高血压、宫颈癌、乳腺癌、肥胖、高血压、抑郁、焦虑等的就诊过程和心路历程，具有很强的感染力。相信通过阅读这些故事，大家可以更好地理解更年期给女性带来的心身健康问题，了解更年期保健为女性带来的诸多益处。

本书主编王刚教授从事妇产科临床多年，是四川省妇幼保健院院长及国家级更年期保健特色专科负责人，主编梁开如是四川省妇幼保健院国家级更年期保健特色专科学术带头人。故事原型全部为门诊或身边更年期女性。参与编写的作者均为四川省更年期保健领域相关专业医务人员。相信这些故事可以帮助更年期女性朋友了解更年、快乐更年！

郑睿敏

2022 年 10 月

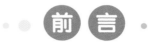

前言

更年期是女性从中年过渡到老年的一个重要人生历程，也是女性卵巢功能由盛至衰的一个关键时期。在这个阶段，由于卵巢功能衰退带来的激素水平波动，女性出现月经紊乱、潮热多汗、心境变化等。由于既往对更年期保健重视不足甚至存在误区，许多女性存在"更年期忍一忍就过去"的错误观点，延误了诊治，为许多老年慢性病埋下隐患。通过健康教育提升更年期女性的健康素养是更年期规范管理的基础工作。如何让更年期女性及家人快速全面地了解更年期保健相关知识，是更年期保健专科的重要工作。

我们在更年期专科门诊见到的几乎每位更年期女性都有一段让人唏嘘的故事，在做健康讲座时，更年期女性的心路历程分享往往最能获得共鸣。这就让我们萌发了这样的想法；请就诊者以她们更年期的真实故事来告诉大家什么是更年期、什么是卵巢早衰、二者会给女性带来什么样的健康问题以及如何应对这些问题，让大家走出对更年期、激素治疗等的认识误区。

感谢中国疾病预防控制中心郑睿敏研究员团队在撰写工作中的指导，感谢为本书提供故事原型的更年期女性朋友们，感谢成都市新都区东湖中学陈晓兰老师为本书做的文字校正，感谢四川省妇幼保健协会更年期保健专委会专家组织编者，从医学的角度来讲解更年期女性的生理及心理变化以及更年期相关疾病的知识，每个故事后面的"医生有话说"从医学专业对故事内容进行解读。

本书通过 24 个鲜活的故事，讲述了患者对更年期及更年期综合征的认识、相关症状治疗经过，解析了更年期综合管理及多学科干预流程，包括健康的生活方式，良好的家庭社会支持，及时筛查和评估更年期常见疾病，采用身心并重、中西医结合的手段缓解相关症状。相信无论是一般群众还是医务人员，都能提高对更年期保健的认识，践行《"健康中国2030"规划纲要》，提高更年期女性身心健康水平，让她们优雅度过更年期，步入健康老年生活。

更年期保健相关领域知识庞杂，汇集多个学科、多个专业，加之科学研究的成果不断推陈出新，本书难免存在遗漏和欠妥之处，恳请专家、读者不吝赐教，以便及时修订完善。如有意见或建议，请发送至邮箱 2692103173@qq.com。

2022 年 11 月

目录
Contents

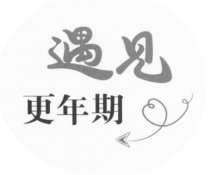

筱雅是一名高中教师，47 岁的她凭借自己的勤奋努力早已成为当地重点高中的特级教师，适逢今年又是她成为班主任并带教高三的一年，她倾注了很多心血。一向教课得心应手的筱雅最近有了新的困扰。

不知是不是由于当班主任压力过大，她觉得自己的记忆力减退，注意力也不够集中。课堂上被学生提问打断后，总是会疑惑刚才讲到哪里了。课后作业有几次竟然忘记布置，还是班长提醒才避免了失误。第二次模考全班成绩有所下滑，

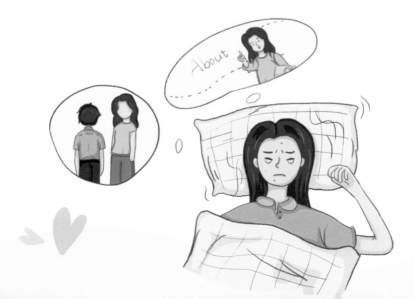

她的压力就更大了。初夏时节，气温逐渐上升，一阵阵热浪来袭，筱雅的脾气也逐渐暴躁。课堂上，她努力克制自己，但当意识到失态时，已经无可挽回。课后又情绪低落。眼看着高考临近，她时常辗转反侧，夜不能寐。不仅如此，近几个月筱雅也感到全身酸痛，哪儿都不舒服，头发也掉得厉害，下巴还不停地长痘……生活质量极其糟糕。

终于高考结束了，她带的班成绩还是很不错的。本以为压力解除，自己就会慢慢好起来，可是筱雅的状况却一点也没有好转。筱雅意识到自己可能生病了，于是趁着暑假来到医院就诊。

可是一到挂号室，筱雅就茫然了。她究竟该挂哪个科呢？"全身不舒服、酸痛，该看哪个科？失眠又该看哪个科？脾气暴躁是病吗？掉头发、长痘痘是皮肤出了问题吗？"一连串的问号在筱雅心中升起。举棋不定间，筱雅看到了医院咨询服务台，于是赶紧移步过去进行咨询。

负责咨询服务的护士在了解了筱雅的情况后推荐筱雅挂"更年期专科门诊"。

"更年期专科门诊？我才47岁，怎么可能是更年期呢？护士，你是不是搞错了，要负责的哦！"尽管医院里空调吹得凉爽舒适，可是筱雅仍然一阵燥热，恼人的脾气一下就上来了。

"女士，您好，先别着急，这里是一些更年期的基本介绍，您可以先了解一下。从您的情况看，存在更年期综合征的可能，但是确诊需要医生进行判断，因此我建议您先挂号检查。"护士温柔地说道。

接过护士递来的《更年期保健手册》，筱雅翻阅了起来。尽管有多年的教书和阅读经验，这小小的一本册子筱雅看得却异常缓慢。上面的文字都浅显易懂，可是筱雅的内心从震惊到接受却异常艰难。

"更年期综合征，又称'绝经综合征'，是指更年期（围绕绝经前后的一段时期）女性出现由性激素波动或减少所致的一系列躯体和精神心理症状，包括潮热出汗、心悸失眠、激动易怒、骨质疏松等。"

读完这段话，逐渐平静的筱雅认识到自己可能真得了更年期综合征，于是在挂号室挂了更年期专科门诊的号。

在宽敞明亮的候诊大厅，有各种关于更年期的介绍。一张海报写着："更年期是女性从育龄期到老年期重要的过渡阶段。做好更年期的预防保健工作，对于平稳度过这段时间，步入健康老年生活具有重要意义。"另一张海报则写着："更年期的问题如果不及时干预，不仅影响家庭、同事间的关系，还可能导致骨折、抑郁、心血管疾病、子宫内膜癌、卵巢癌等。"顺着海报的指引，她来到了更年期专科门诊。

进入诊室后，医生对筱雅进行了更年期的综合评估，包括更年期综合评估量表、心理评估、盆底功能评估、营养及运动功能评估量表，检测了身高、体重、腰围、腹围、血压，进行了心肺、乳腺检查及腹部触诊，做了妇科查体，完善了血尿常规、空腹血糖、血脂、肝肾功能、性激素、甲状腺功能、骨密度、心电图、肝胆 B 超、乳腺 B 超、盆腔 B 超及宫颈细胞学检查等。为了让筱雅能够更好地了解更年期知识，与更年期病友进行交流，医生推荐筱雅参加更年期"畅聊"交流会。

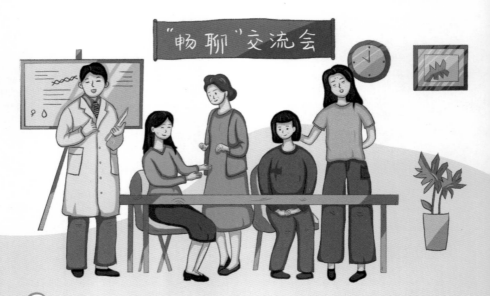

　　更年期"畅聊"交流会是由医院的医生和护士组织的更年期保健沙龙活动。活动一般有二十余位女性参与。开始前唐护士说道："各位病员朋友，很难得大家在这个时段相聚在此，今天有我们科室赵医生全程参与，各位可以尽量分享自己的病情及治疗以来的心得体会，一起探讨。"

　　"没错，虽然各位来自不同的行业，具有不同的身份背景，但大家都是为一个问题所困扰，就是更年期综合征。我们聚集在此也是为了解决各位心中的这个难题，所以各位大可敞开心扉，我也会耐心倾听且不遗余力地为大家解惑，"赵医生微笑着应和道，"平时门诊量大，许多病人往往带着疑问就出诊室了，但每周五这 2 个小时可以让大家进一步了解病情，了解自己，也架起我们之间进一步沟通的桥梁，所以事不宜迟，我们就抓紧时间开始吧。"

　　话音刚落，徐女士就激动地站起来说道："好的，赵医生，听您这么说我作为患者感到很暖心，这也是我第 5 次来了。再和新来的姐妹分享一下：我是一名清洁工人，今年 45 岁。因为头痛失眠、偶感腰腿疼痛才发现这个病的。起初家里人都不相信，我自己也想不明白，看到门诊病历才开始接受。一般更年期不是会闭经和潮热吗？可我开始时并没有这些症状。赵医生能解答一下我心中的疑惑吗？"

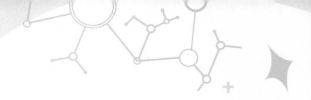

"好的，其实更年期综合征的症状有很多，不来月经和潮热是大多数人比较常见的症状，还有很大一部分病人起初月经是紊乱的，可以是月经量增多、经期延长、周期缩短，也可以是经量突然变少，"赵医生接着解释说，"自主神经失调会导致出现头痛、失眠、心悸、眩晕及耳鸣等症状，更年期雌激素减少导致骨骼钙流失引起骨质疏松，表现为腰背四肢及骨关节疼痛。"

"其他人都是因为相似症状发现更年期综合征的吗？大家还有不同症状的可以说一下，医生也可以再给你们分析。"唐护士鼓励大家踊跃发言。

"医生，我是退休不久后，因腹部肥胖查出血糖异常时发现的。"

"我是尿频尿急、打喷嚏时会漏尿和反复有阴道炎发现的。"

"我是因为性情大变、激动易怒、失眠、月经紊乱等发现的。"

听到大家积极发言，筱雅也鼓起勇气说道："我是一名教师，前不久课堂上学生开了个小玩笑，我却以为在影射我，没控制住发了脾气，大家都很震惊。我感到血气上涌，胸口发闷，头痛心慌，事后我也很懊恼。还有我感觉记忆力减退、注意力不集中。我分不清这是不是职业病，还是说和我的疾病有所关联呢？"

"那咱们——来说说。第一，心血管症状。进入更年期后，卵巢功能逐渐衰退，雌激素水平波动性下降，导致女性体内脂肪分布异常，向心性脂肪堆积，就会造成腹型肥胖，也就是会有"水桶腰"；同时，绝经后糖脂代谢异常，造成胰岛素抵抗，导致胰岛素水平升高，糖尿病发病率升高，心血管疾病风险也明显升高，出现血压升高的表现，如头痛、胸闷、心悸等。

"第二，泌尿生殖道症状。由于雌激素减少，出现泌尿生殖道萎缩症状，主要有外阴瘙痒、阴道干燥、同房困难、反复阴道感染，以及排尿困难、尿频、尿痛、尿急、漏尿等。

"第三，精神神经症状。常表现为记忆力下降、注意力不集中、情绪波动大，如激动易怒、焦虑不安、情绪低落、自信心降低、抑郁等。"

赵医生逐一解释后，微笑着说："咱们之中除了老朋友，也多了些新面孔。那么作为过来人，徐姐能否跟新朋友们分享一下你的经验和收获呢？"

"没问题！"徐女士爽快地回答道，"后来我和家人商议后辞职了，换了一份相对轻松的工作，放平心态迎接新的生活，我也听取医生的建议，在饮食上吃得有营养了，每天晚上也会去散步、跳广场舞，早睡早起，戒烟限酒，也在补钙和维生素 D，还不时会来这儿和大家交流，缓解焦虑。这几个月来我感到身体利落了，精神也饱满了，心态也越来越平和了。感谢赵医生和各位姐妹们的鼓励和陪伴。"

赵医生欣慰地笑了，说道：

"我一路见证你的变化，心里也很替你高兴，希望你在人生的不同阶段都能保持这种状态，同时你也给各位新来的朋友树立了信心，大家都会越来越好的，只要有信心，并从现在开始就行动，那么一切都来得及。

"首先，保持良好的心理状态很重要。可以常来参加我们的活动，排解内心焦虑和压力，也可以依照个人兴趣爱好去参加跳舞、茶道、插花等活动。其次，健康饮食、管理体重和适当锻炼也很关键。注意营养搭配，合理饮食，及时补钙；控制体重，腰围小于 85cm，体重指数（BMI）<23.9kg/m^2；每周至少活动 3 次，每次进行 30 分钟中等强度的活动，如快走、跳广场舞等。最后，改善不良生活习惯，定期体检也不能忽略，要戒烟限酒，不熬夜，睡眠充足（7~8小时），体检监测有无宫颈病变、乳腺疾病、心血管系统疾病及骨质疏松等，必要时辅以药物治疗。

"接下来的时间，大家可以自由讨论，也可向我单独询问，交流彼此的想法。"

赵医生说完后，大家又继续热火朝天地讨论着……

就这样，47 岁的筱雅加入了更年期保健队伍，完成体检及评估后她在医生指导下进行了激素治疗，1 个月后症状明显缓解，她愉快地回到了喜爱的工作岗位。

医生有话说

更年期是女性从中年到老年重要的过渡阶段，一般将 40~60 岁定为女性更年期，我国妇女通常在 45~55 岁进入更年期。女性进入更年期后，卵巢功能衰退，雌激素水平波动性下降，导致各种更年期相关症状。我国女性常见的更年期症状依次是乏力、骨关节肌肉痛、易激惹、睡眠障碍及潮热出汗。除此之外，更年期还常见头晕、头痛、眼干、耳鸣、咽部不适、皮肤过敏、胸闷心悸、腹胀、皮肤蚁行感、晨起手指僵硬肿胀等症状。情绪障碍则包括多疑焦虑、低落、抑郁，甚至可能因此而自杀。正确认识更年期，开展更年期预防保健工作，对帮助女性平稳度过这段时间、步入健康老年生活具有重要意义。

（严艺云　程萌）

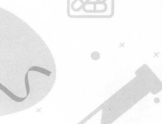

更年期**激素**
用药的大学问

　　筱雅老师进入更年期了，作为一名教师，她是一个很爱学习的人。通过查阅各种宣传资料，参加医院组织的更年期"畅聊"交流会，她逐渐接受了目前的身体状况，配合医生进行了一系列的检查。筱雅身体的许多指标都很正常，肝肾功能、心脏、骨密度、盆底状况都很好。

　　筱雅近半年来体重明显增长，以腰围增粗、腹部肥胖为主，检查发现她的血糖、血脂指标都偏高。此外，筱雅需长期站着上课，有比较严重的双下肢静脉曲张。

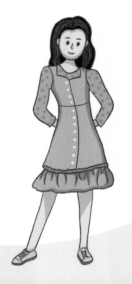
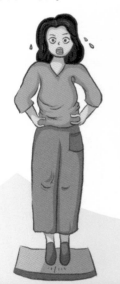

　　医生在给筱雅制订治疗方案时，既考虑到筱雅更年期综合征的治疗，又结合筱雅目前血糖、血脂偏高，合并双下肢静脉曲张，给出了一系列关于饮食和运动的建议，制订了个体化的激素治疗方案：经皮雌二醇凝胶外用配合黄体酮口服。在开具处方后，医生交代筱雅药房取药后回来请更年期专科门诊护士交代用药方法。筱雅取到药，心想，作为高级知识分子，看看药物说明应该就可以了，哪里还需要专门回门诊一趟询问用药方法呢。于是她取了药便直接回家了。老公很关心筱雅的身体，连忙询问情况。

　　"什么？更年期？还要用激素？更年期忍忍就过了，哪个女人没有更年期？你看我们的妈妈还不是什么都没用，也没啥问题。激素可不能随便用。你本来就长胖了，激素一用不是就更胖了？"老公一听要用激素就着急劝说道。筱雅觉得老公讲的似乎也有道理，就把药放在一旁了。

　　没有用药治疗，白天筱雅觉得还能忍受。但漫漫长夜，筱雅一阵阵潮热，在床上辗转反侧睡不着觉。几天过去，人变得更加憔悴了。在夜深人静时，筱雅想到了医生和病友的话，心想"要不就试试激素吧"。

　　一贯雷厉风行的筱雅立马起身，拿出了医生开的药。打开药品一看，筱雅顿时傻了眼。这个经皮雌二醇凝胶怎么像牙膏一样是管状的，不像平时的药丸是一粒一粒的。这个该如何使用呢？

凭借自己多年的学习和教书经验，筱雅仔细阅读起说明书来。说明书上写到要把雌二醇凝胶挤出来，抹在卡尺上面。这个卡尺是长条形的，类似学生平时所使用的直尺。卡尺上面有凹槽，于是筱雅老师按着说明把凝胶挤到了卡尺上。可是一挤出来，筱雅老师就犯愁了。凝胶挤出来是管状的，可是卡尺的凹槽上仅仅只能容纳小部分凝胶，大部分凝胶都在凹槽外面。那么到底是将挤出来的凝胶都用呢？还是只用卡尺上凹槽内的这一些呢？

这时老公的话又在筱雅脑海中回响："激素可不能随便用。你本来就长胖了，激素一用不是就更胖了。"筱雅秉承着激素药用得越少越好，用多了有副作用的想法，于是将卡尺凹槽外面的凝胶丢掉，只留下卡尺凹槽中的一部分凝胶，将它们涂抹在了手臂上。

一连用了几天下来，筱雅觉得自己的潮热、失眠似乎好了一点。于是她继续坚持使用。一个月后，终于到了和医生约定复诊的时间。

医生询问了筱雅用药后各种更年期症状的改善情况，以及有没有什么不适。筱雅说："用了以后我的潮热、失眠好像好了一些，但是烦躁这些症状还是很明显。"医生听了叙述后，计划再加半卡尺的雌激素用量。正准备开药，筱雅说："医生，你可以少开一点，上次开的经皮雌二醇凝胶还剩好多呢，我都没有用完。"

"怎么会呢？我是严格按一个月的量给你开的，应该都已经用完啦。"医师疑惑地说。

"我可是严格按照说明挤在卡尺凹槽内使用的，确实还剩好多。"筱雅连忙说。

这个时候，医生意识到筱雅的用药方法可能存在问题。于是仔细询问了筱雅使用经皮雌二醇凝胶的过程和方法。

筱雅详细讲述了自己的使用过程。医生耐心地对她说："激素是人体内分泌细胞合成的一种化学物质的总称，它对身体的生长、发育、代谢、生殖、性活动等起重要的调节作用，维持身体整个系统的稳定。人体内的激素种类很多，对于更年期女性，我们使用的主要是雌激素和孕激素。适量的雌激素除了可以使女性皮肤细腻、身材丰满、曲线优美，还可以保护骨骼，减少骨量流失，保护心血管系统和认知等。而孕激素则可以和雌激素一起完成月经的调控，维持妊娠，还可以有效转化子宫内膜，防止雌激素对子宫内膜的过度增殖。进入更年期后，女性由于雌激素缺乏就会出现各种更年期症

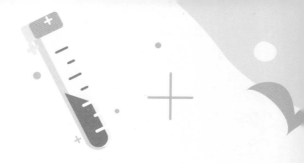

状。适量补充雌激素，对于更年期女性而言是有益的，也不会导致长胖。相反，雌激素缺乏还可能与女性肥胖相关。"

筱雅意识到自己对激素的理解存在误区后，赶紧拿出纸笔，一边听医生讲，一边记笔记。

医生接着说："经皮雌二醇凝胶是一个类似牙膏的管状结构，我们每次使用都需要将挤出来的凝胶全部涂抹在皮肤上，而不能只用凹槽上的一小部分。凹槽的设计只是为了方便标识到底需要挤多长的凝胶条。每次使用一定要按照医嘱，足量足疗程。如果不规范使用，既不能达到预期效果，也可能影响医生判断，这也是为什么我们建议每个人都要回门诊学习使用方法。"

"哦，原来是这样。那我以后一定严格按照要求使用。医学真的好神奇，平时都是打针吃药来治病，现在涂抹凝胶也可以治病。"筱雅老师感叹道。

　　"我们平时针对更年期使用的雌激素分为口服、经皮吸收、经阴道吸收三种类型。口服药物大家平时接触比较多。你使用的经皮吸收的雌二醇凝胶，在涂抹的凝胶内含有可以经皮肤吸收的雌激素，通过涂抹在皮肤上，就可以将雌激素吸收进入血液而发挥作用。由于您血糖、血脂升高，有腹型肥胖，加之有静脉曲张，有血栓的相关风险，因此为你选择了更安全的经皮雌二醇凝胶治疗。孕激素有口服和宫内缓释两种。您目前使用的孕激素就是口服的。"

　　"嗯嗯，谢谢医生。我以后一定会按照要求使用。"筱雅点点头回答道。

　　"此外，你一定要注意加强生活方式调整，管住嘴、迈开腿，控制好血糖、血脂、肥胖后，也可以考虑换为口服雌激素治疗。"

　　"好的，谢谢医生。"再三感谢后，筱雅离开了诊室。

回家以后，筱雅严格遵照医生的要求规范用药，加强运动和饮食管理，各种更年期症状很快就消失了，不仅身材变好了，整个人的精神面貌都焕然一新。讲台上侃侃而谈，温柔大方，受学生喜爱的筱雅老师又回来了。

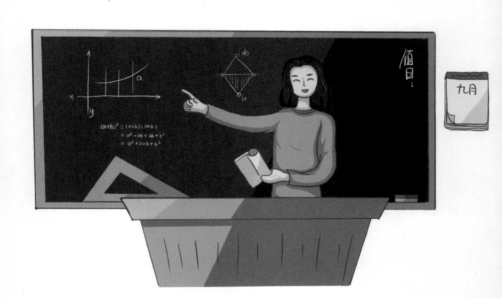

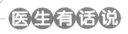

医生有话说

　　激素调控着人体许多活动，是人体内分泌系统必不可少的因子。由于对激素的认识和知识普及不足，当今社会一直存在着众多对激素的误解，甚至出现了"闻激素而色变"的现象。也有少数女性把激素当作保健品使用，未经过医生评估和指导随意用药。帮助更年期女性正确认识激素，不仅能使女性减少对激素的恐惧，也有助于女性在经医生充分评估适应证和禁忌证后积极配合激素类药物的使用，发挥激素类药物的优势，减少不规范激素类药物使用带来的危害。

　　请记住，激素治疗是医学措施，一定在医生指导下使用，并长期随访和管理。

（程萌）

外婆的更年期

我的外婆是一位淳朴的农村妇女，出生在边远的小山村，目不识丁的她右腿残疾，却被公认为身残志坚的典范。据妈妈说，即使在缺衣少食的困难年代，凭借外婆的勤劳和精打细算，一大家人也能够吃饱穿暖。我幼年时和外婆生活在农村，外婆虽然对我宠爱有加，但在行为习惯要求上很严格，我自小便懂得尊长谦让，与人为善，遇到需要帮助的人尽力提供帮助……外婆正直开朗的性格让我度过了一个幸福而又美好的童年！

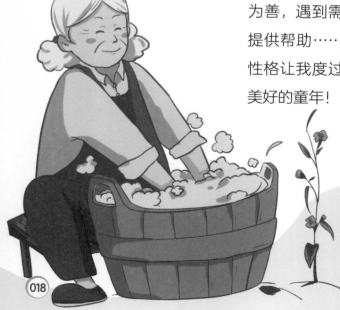

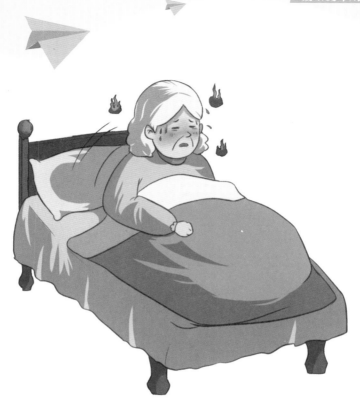

　　外婆在五十来岁时患上了一种"怪病"，这个"怪病"
改变了外婆的生活，也打破了我们家的宁静生活。它就是潮
热。那时外婆常常对我们说自己总会莫名其妙感觉一阵阵发
热，犹如火烤般难受，持续几分钟到十几分钟，夜间经常做
噩梦，噩梦惊醒便是一身大汗，总是会梦见她去世的哥哥，
发热又让她醒来后难以再眠。

　　她和外公找了很多医生看诊治疗，吃药就会有所好转，但停药又会反复，当时的医生也没能说清楚外婆患的是什么病以及患病的原因，就说是什么"气火病"，具体该怎样治疗也没说，于是就不能从根源上帮助外婆改善症状。求医不得的外婆难忍不适，开始求神拜佛，时好时坏，不知不觉折腾了十多年，慢慢地我们也开始习以为常，觉得外婆得了个"养生病"。外公离世后外婆的症状加重，她抱怨自己发热的次数越发频繁，腰腿经常疼痛。

　　这期间外婆也没闲着，经常上庙祈求神灵护佑。在与香客的一次偶然交流中，外婆开始听信"神婆"，说她之所以有这个毛病，是被她去世哥哥的亡魂所扰。"神婆"让外婆烧些纸钱以作慰藉。可能是照做后的片刻心安使她感觉病情有所好转，可没两天又出现潮热、噩梦。实在难以忍受的外婆半夜起床从厨房里拿了几根筷子，手提菜刀向筷子拦腰砍去，嘴里念念有词："让你害我，让你害我……"正好被半夜起来上厕所的妹妹撞见，妹妹惊呆了，赶紧上前让外婆住手，并问外婆为什么这样做。外婆说她又梦见去世的哥哥凶神恶煞地找她，她全身一热从睡梦中惊醒，就想到用别人教她的剁筷子、念咒语的办法赶走亡魂，驱邪摆脱病痛……

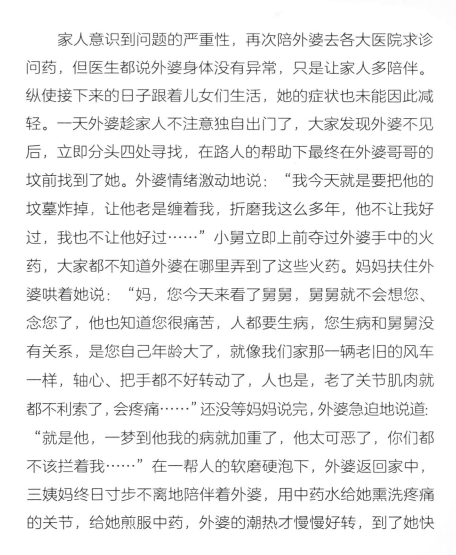

家人意识到问题的严重性，再次陪外婆去各大医院求诊问药，但医生都说外婆身体没有异常，只是让家人多陪伴。纵使接下来的日子跟着儿女们生活，她的症状也未能因此减轻。一天外婆趁家人不注意独自出门了，大家发现外婆不见后，立即分头四处寻找，在路人的帮助下最终在外婆哥哥的坟前找到了她。外婆情绪激动地说："我今天就是要把他的坟墓炸掉，让他老是缠着我，折磨我这么多年，他不让我好过，我也不让他好过……"小舅立即上前夺过外婆手中的火药，大家都不知道外婆在哪里弄到了这些火药。妈妈扶住外婆哄着她说："妈，您今天来看了舅舅，舅舅就不会想您、念您了，他也知道您很痛苦，人都要生病，您生病和舅舅没有关系，是您自己年龄大了，就像我们家那一辆老旧的风车一样，轴心、把手都不好转动了，人也是，老了关节肌肉就都不利索了，会疼痛……"还没等妈妈说完，外婆急迫地说道："就是他，一梦到他我的病就加重了，他太可恶了，你们都不该拦着我……"在一帮人的软磨硬泡下，外婆返回家中，三姨妈终日寸步不离地陪伴着外婆，用中药水给她熏洗疼痛的关节，给她煎服中药，外婆的潮热才慢慢好转，到了她快

75 岁时彻底不潮热了，再也没有做过那些吓人的举动，除了老态，又变回了从前那个和蔼可亲的外婆。

外婆的经历促使我有了当医生的梦想，当我如愿以偿成为一名妇产科医生后，我开始细细研究外婆的病因，考虑这些症状是不是雌激素缺乏所导致的更年期综合征。于是对外婆及家人进行了再次询问，最后得知外婆在快 50 岁时绝经，头两年偶尔会出现潮热、心烦、失眠。那时农活较多，也能忍，就没在意，难受就找医生开点药，就这样间断性地服药治疗。后来症状越来越重又没有得到恰当处理，迷信活动不仅没能缓解症状，反而加重了她的心理负担，使她更加焦虑和偏执。可当我明白过来时她已经历了二十多年的痛苦和折磨。

现在，外婆回归了平静，回想她这一段人生，被潮热等更年期症状折腾得没有精力去感受走向晚年的幸福。作为一名医生家属，我很痛、很窘迫！我为自己亲人被病痛折磨而痛，为当初自己掌握的医学知识不够而窘迫！我常常想，如果我早点认识更年期综合征，在外婆出现症状时给她及时补充雌激素，或许她就不会因为潮热而痛苦不堪二十多年，这也是我这几年坚持做更年期科普的动力。

谨以此篇献给即将进入或正当更年期的女性朋友。希望所有的女性朋友不要和外婆一样饱受更年期综合征的折磨，安稳度过更年期！

医生有话说

更年期潮热是更年期综合征的突出表现特征，主要原因是激素水平下降导致下丘脑体温调节中枢功能失常，体温调节区体温调节点范围变窄，容易给更年期女性工作和生活带来影响，并且会对身体健康造成危害。如果对更年期保健知识一无所知，那么在更年期出现潮热等症状时女性就可能感到担忧，而不良的心理状态又会加重症状，形成恶性循环。所以，更年期女性应多了解更年期保健相关知识，在出现症状时及时就医。锻炼身体、心理疏导、心身减压、激素治疗、中医药保健治疗等都可以缓解潮热及其他更年期症状。

（刘西容　杨丽）

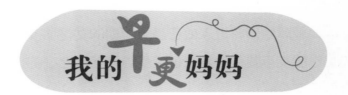

我的早更妈妈

伙伴们，你有同款妈妈吗？我的妈妈是一名医师。她是时代的见证者：计划生育，改革开放，土地承包，高考改革，住房改革，执业医师改革，养老制度改革……天天元气满满的她，读书、学习、工作，充满正能量。这一切却在她 32 岁后悄然"拐弯"。

我清晰地记得，妈妈 32 岁时外出学习 1 年归来，一向极度宠溺我的妈妈常常无理由地骂我，总是悄悄地哭泣，老是与爸爸无端争吵，如同全身装满火药随时引燃。她一天比一天胖，一天，我在看电视剧《猫和老鼠》时，随口一句"胖妹的更年期来了"，便引来了一顿皮肉棍棒之苦及全天候的训斥教育。

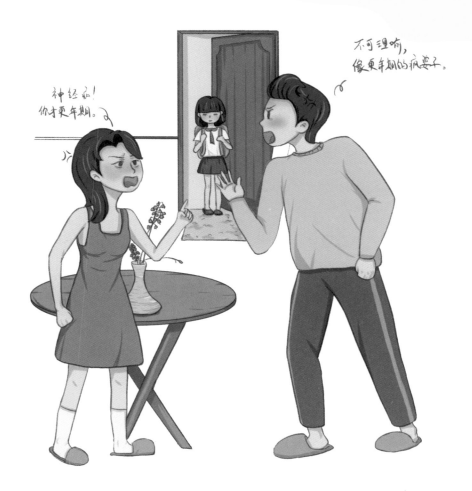

　　家中的争吵在不断升级，甚至一想到回家，我都头疼。

父母之间随时会出现剑拔弩张的日常对话：

　　"不可理喻，像更年期的疯婆子！"

　　"神经病，你才更年期！"

奶奶鼓励爸爸离婚，还找我姥姥哭诉，找妈妈的朋友、姐妹、同事评理。妈妈和奶奶互怼对方"更年期到了"。离婚这么严重的事，也毫不避讳我，家中公开反复讨论着。为了让妈妈开心，我给她准备了生日礼物。可是礼物却在一次家庭争吵后，被她甩出门外。想想以前温馨的家，过年了我怯怯地对妈妈说："我想要的新年礼物就是妈妈和爸爸不离婚！"

我的幸福童年因为妈妈的改变而发生了彻底的变化。那几年，我更喜欢待在学校里，与小朋友一起玩，我渴望拥有一个穿着时尚、说话温柔的妈妈陪着我。我常常刻意哄妈妈开心，但妈妈因为失眠、全身酸痛、肩颈痛、疲于工作，总是对我视而不见。她身为医者却不能医治自己。她常常奔波就医，各种检查也没发现异常，一周两次的康复理疗也未见任何疗效，愁容满面的妈妈就差求神拜佛了。一天，同学给我聊起她们妈妈月经的事，我觉得好奇，回家向妈妈问起了同样的事。妈妈懵了一阵，才发现自己已两年没来月经了。

随后妈妈去了一趟省城，在当地最好的医院看病。回来后用很小的声音抱着我说："宝贝，你要乖乖地好好长大！"语气好似会有大事发生。从那以后，妈妈就把注意力全转移到培养我的各种生活技能上，特别苛刻，恨不得让我一夜长大。

后来她忧伤地告诉我，她"早更"了，她被专家诊断为卵巢早衰，怕不能陪我到大学毕业。妈妈会隔 3 个月去一趟省城，来回一趟要好几天。好几天都见不着妈妈，看见别的小朋友与妈妈在一起欢快的模样，我很羡慕。随着妈妈去的次数多了，对我也没有那么苛刻了，陪我玩的时间更多了，声音更柔和了，家里有了她的笑声，我一度认定省城是个能让妈妈开心的神秘地方。

　　妈妈一天比一天欢快，我又可以抱着妈妈的腿，让她满足我的一些小小愿望。爸爸也会接送妈妈上下班，小小的我，特别希望能到那个让妈妈好起来的神秘地方去长长久久地待着，一家人幸福生活。

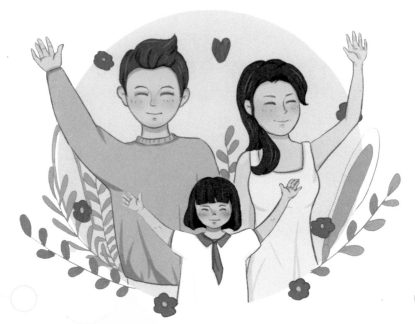

又过了 3 年，我们全家真的搬到了省城。爸爸总会提醒妈妈按时吃药。我很好奇，妈妈是个妇科医生，为啥要天天吃药。有一天是妈妈职称晋升后的假日，她心情特别好，告诉我她吃的药含有雌激素和孕激素。她因为绝经，卵巢功能衰退不能分泌性激素，只有靠药物补充来满足机体需要，否则血管、骨骼、肌肉、皮肤缺乏雌激素的保护就要一天比一天快速老去。她要坚持使用激素类药物来让自己与同龄人一样慢慢老去。多年用药并没有出现任何不良反应，反而让她保持同龄人的青春和活力，漂亮温柔又开心的妈妈又回到我身边。

初中的我经历了第一次月经来潮，我和妈妈一起逛超市选卫生巾时，我也会关心地问妈妈喜欢什么牌子。妈妈起初还为自己选一些，后来有很长时间都不为自己购买了。妈妈说，自己年纪大了，周围好多朋友都自然绝经了，她也不想来月经了，就同医生商量调整了方案，医生将她的治疗方案换为不来月经方案，但每年的例行体检仍然是要照做不误的。

我妈妈是一个早绝经的患者，已 18 年了。妈妈说，女性在 40 岁以前不来月经、卵巢功能衰退就是早衰。妈妈也是名妇产科医生，她的记事本中有患者的姓名、联系方式，有不同的备注，我看到年龄有 18 岁、23 岁、30 岁、39 岁……还有学校的学生呢，备注却是卵巢早衰，把我都惊到了，我也理解了妈妈为啥总是劝人"生娃趁早，啥子年龄段该做啥就做啥"。在母亲节、"三八"妇女节、更年期关怀日，妈妈总是会和她的同事进机关、社区开展义诊或健康教育活动，希望有更多的人能理解月经的知识，关注身体的变化，体察自我需求。妈妈还说月经就是身体健康变化的晴雨表，需要懂她、呵护她。关心自己的身体健康，是对自己和家庭负责。

医生有话说

　　卵巢早衰（POF）指 40 岁之前卵巢功能衰竭。诊断依据为闭经时间不少于 4~6 个月，两次间隔 4 周以上，FSH>40U/L，伴有雌激素水平降低及绝经症状。如果女性在 40 岁之前没有绝经，仅仅出现卵巢活动衰退的临床综合征，称为早发性卵巢功能不全（POI）。卵巢早衰病因不明，但可能与精神压力过大、遗传、免疫、环境、医源性因素等有关。它可以导致不孕，过早地出现绝经相关症状，如潮热、情绪波动等，增加心血管疾病、骨质疏松、老年痴呆等疾病的发生风险，严重影响患者的生活质量，甚至威胁患者的生命。早发现、早治疗，坚持应用药物，保持平和心态，均衡膳食，合理运动等措施可改善症状，提高生活质量。但治疗切忌盲目，需经正规医院诊治，在医师指导下坚持药物治疗，长期管理。

（卢春梅　杨丽）

卵巢早衰
女性的新生

"什么？医生你是不是搞错了，我才 35 岁，怎么可能是卵巢早衰呢？"看着医生的嘴巴一张一合，张晓依一个字都听不进去，她惊呆了。

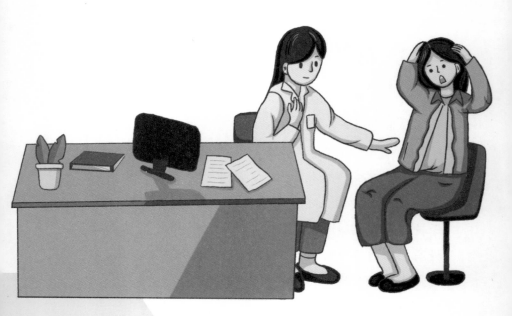

去年张晓依刚生了宝宝，说起这个宝宝她总是很开心。她结婚两年多，婚后一直备孕，却总怀不上，夫妻俩很是着急。就在夫妻俩心灰意冷的时候，也许是命运对她的厚爱，宝宝意外降临了，她的日子过得和和美美。但是近期，35 岁的她总觉得心烦意乱，潮热出汗，一些不经意的摩擦就会让她的情绪爆发。开始她以为自己带宝宝辛苦、熬夜失眠、职场压力大引发了情绪失控，渐渐地每月光顾的"大姨妈"也延迟半年都没有来潮了。在家人的关心下，她终于决定到医院进行检查。一套检查下来，医生的诊断让她瞬间傻眼——卵巢早衰。

魂不守舍的张晓依出了诊断室，顿时掩面哭泣起来。坐在旁边等待复诊的小优妹妹看到了这一幕，不经意地瞥到张晓依摊在腿上的门诊病历，上面"卵巢早衰"四个字牵动着小优妹妹的心。小优妹妹轻声询问道："您好，冒昧地打扰一下，不知您因何如此难过，我有什么可以帮您的吗？"张晓依闻言后抽泣道："我好难过，太难了，快崩溃了，呜呜。医生说我是'卵巢早衰'。我还这么年轻，怎么会得这个病？我都不知道该咋告知家人……"

"是卵巢早衰吗？您愿意听听我的故事吗？我是在去年30岁时被医生诊断的卵巢早衰，对当时的我来说简直是晴天霹雳。"

"啊！你这么年轻也得卵巢早衰了吗？我还以为我35岁卵巢早衰就已经很不可思议了呢！可你现在看起来气色挺好的！"张晓依擦去了脸上的泪滴，惊讶道："没想到我们同病相怜，你怎么发现的呢？"

"那时我年轻不懂事，喜欢熬夜追剧，又爱和朋友泡吧、玩通宵，偶尔还抽点烟。自己也爱美，已经100斤了，我还想再瘦一点，结果过度减肥，导致脱发、脸色差，月经也几个月都不来。我去医院检查，没想到竟然是卵巢早衰。得知我的病情后，我的男友也离开了我。为此，我意志消沉了很久，正常饮食后体重是恢复了，但卵巢功能却再也没有办法恢复了。"小优叹息道，"真的是悔不当初啊。在我灰心绝望的时候，是我妈妈给了我信心。妈妈宽慰我无论发生了什么，我都是她心中有活力的女孩儿，乐观且永不会被打败。听我妈妈说我们家有早绝经的家族史。我母亲也差不多40岁的时候绝经的，还打趣说我不过是提早'享受'不来月经的'好处'。生活中仍然有许多美好的东西我还没有体会到，对于挫折，要乐观面对和生活。妈妈的人生态度打动了我，于是我一改颓靡状态振作起来，先改变熬夜等不健康的习惯，然后配合医生进行检查和复查，积极行激素替代治疗。渐渐地，我的精气神恢复了，成为眼睛有光的女孩子。在定期复诊中逐渐恢复平和与自信，并结识了许多患相同疾病的病友，建了交流群，大家平时相互鼓励，为彼此加油打气，你看看呢。"

"小霜的情况和我类似，家里母亲和外婆都是卵巢早衰，不到 40 岁都早衰绝经了，她也 31 岁就绝经了。小早有系统性红斑狼疮，而且她在医院急诊科工作，长期熬夜精神压力也大。小珊因为之前卵巢囊肿扭转做手术切除了一侧卵巢。小美因为得了癌症放化疗后卵巢早衰。她们有些是发现时就已经卵巢早衰了，有些发现得早一些，属于早发性卵巢功能不全。面对疾病，她们也曾绝望、悲观，通过听讲座、接受治疗慢慢都改变了。这些病友中，有一位自然怀孕，还有两位在医师的帮助下也有了宝宝……"

两颗心的交流碰撞，能够产生巨大的正能量，形成不可阻挡的暖流。张晓依内心一下子就温暖踏实了。小优妹妹还递给她一些关于卵巢早衰和更年期保健的宣传资料，让她回家多了解一下这方面的知识。

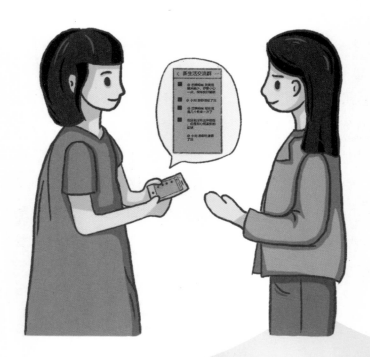

　　张晓依终于明白了：原来女性的卵巢就像一个仓库，而卵巢中的卵泡就是仓库的储备。卵巢的储备随着时间的推移逐渐消耗，在卵泡消耗过程中，卵巢功能逐渐减退。当储备耗尽时，女性便会绝经。这是每一位女性都必须面对的生理过程。但如果这个过程提前，女性在 40 岁以前出现卵巢功能衰竭，就称为卵巢早衰。卵巢早衰之前出现的卵巢功能减退属于早发性卵巢功能不全。

　　"不介意的话我把您也拉进群来吧，大家一起了解和分享更多与卵巢早衰有关的知识，相互勉励，可以吗？"小优问道。

　　"当然可以，我本以为自己是最不幸的，听了你们的故事，让我有了重新面对自己、重新拥抱生活的动力，多谢啊！"张晓依内心释然，接受了自己卵巢早衰的现实，和小优妹妹互加了微信。小优妹妹把她拉进了微信群，里面都是卵巢早衰的病友。通过群里大家的对话，张晓依发现其实卵巢功能

衰退的早期表现并不明显。可能表现出月经的改变，如月经
推迟、月经提前、月经量减少或闭经等；可能出现怀孕率下
降、容易早期流产等；也可能出现一些更年期相关症状，如
潮热出汗、情绪不稳定、易激动、不安、抑郁、烦躁、疲倦、
失眠等。

　　超声检测可能发现卵泡数量减少；性激素检测发现卵泡
刺激素升高、雌激素水平波动、抗苗勒氏管激素（AMH）降
低等。患者可能无明显的症状，仅仅在检查时意外发现，也
可能具有其中一项或多项表现。

　　"请第 36 号患者到 3 诊室就诊。"当她们在群里展开激
烈讨论时，诊室叫到小优的号了。小优微笑着说："张姐，
我得去复诊了，以后咱常聊，多交流，不放弃治疗，不放弃
自己！"

　　"好的！"张晓依望着小优离去的背影，眼睛里充满了希
望，仿佛看见未来美好的自己。

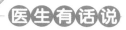

医生有话说

　　卵巢早衰是指女性40岁以前卵巢功能衰竭。卵巢早衰可以由多种原因导致，包括遗传因素、自身免疫性疾病、医源性损伤等，也可能由一些特发性原因（不明原因）导致，还可能跟一些不良的环境、生活方式及嗜好相关，如过度节食导致消瘦、经常熬夜、心理精神压力过大、吸烟、酗酒等。卵巢早衰并不可怕，也不少见，积极乐观地面对疾病，配合医生进行诊疗，依然可以活得很"青春"。

（严艺云　程萌）

更年"寒热"知多少

　　更年期是女性必然经历的阶段，很多更年期女性感觉"很热"，但也有部分更年期女性感觉"很冷"，为什么会出现这样的现象呢？通过下面两个小故事，大家可以了解从中医角度如何理解更年期的寒与热。

　　一、怕冷的更年期

　　夏日炎炎，一轮烈日挂在空中，火辣辣地炙烤着大地，没有一丝微风。窗外稀稀拉拉地走动着"全副武装"的路人，有的打着太阳伞，有的穿着防晒衣。知了在枝头唱着"烈日之歌"。电视机里天气预报正报着："气象局发布高温橙色预警，高温将会持续一周，请市民朋友们注意防暑降温。"

"今年夏天可真热。"李叔叔一边说着，一边拿起空调遥控器，正准备开空调，王阿姨惊呼："等等，都还没有'入伏'，没有到最热的时候呢，先别开空调。"

"这都高温橙色预警了，一会儿该热中暑了。"李叔叔说。

"要不你去冲个凉，休息一下就不热了。"王阿姨轻声说道，"上次你开了一整天空调，我感冒吃药一个星期才好，这才刚好没几天，再开空调又得感冒，一会儿吃了饭，我出去散步后你再开空调，好吗？"

夏天对王阿姨来说，是除了冬天外最容易感冒的季节。满头大汗的李叔叔心疼地看了王阿姨一眼，默默放下手中的遥控器。

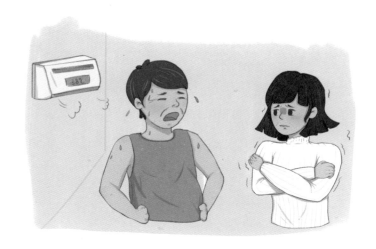

"这天气你都不觉得热吗？天气预报今天最高温度38℃了。你前几年不是怕热吗？怎么这两年又怕冷了？"李叔叔问道。

"我也不知道啊。反正我觉得现在这温度刚好。我的热是一阵一阵的，突然一下感觉很热，然后出一身汗，就开始觉得冷了。我都总结出规律了，这时候吹一会儿空调，准感冒。"王阿姨说道。

"去年夏天你只是觉得在空调房里面不舒服，今年一吹空调就容易感冒，要不明天我陪你去医院看看吧。"李叔叔有点担心王阿姨的身体。

"这个年龄，不知道这是不是更年期到了，上次保健院还来我们单位做过更年期科普讲座呢，要不去那里看看吧。"王阿姨也感觉到身体的变化，决定去医院看看。

王阿姨和李叔叔来到医院，一进医院，王阿姨就感觉到"冰火两重天"。"哎呀，医院空调开得可真大呀，幸好我早有准备。"说着，王阿姨拿出提前准备的薄毛衣和帽子穿戴起来。"你这是要提前进入秋天呀。"李叔笑着说。"你懂什么，这叫自我适宜温度。"王阿姨说。到了门诊，王阿姨发现就诊的人还不少呢，于是先到候诊区看起了更年期科普宣传资料，发现自己的症状还真和资料上说的吻合。

终于等到了王阿姨就诊。

"王女士，您哪里不舒服呀？"

"医生，要说不舒服，我不舒服的地方可多了，这记忆力越来越不好，怕没有说清楚，昨天还专门拿了本子整理记录下来。"王阿姨翻着本子，"最明显的就是今年特别怕冷，说怕冷吧也怕热，但是不敢吹空调，吹了空调很容易感冒，热是那种突然一阵就热起来了，严重的时候还会脸上、身上都冒汗，但是出了汗之后，又开始冷了，尤其是背心很冷，冬天膝关节、手脚都是冷的，晚上必须用电热毯，不然睡不着。我们单位上个月才做了体检，也没有发现什么问题，我还把体检报告带来了。"

医生看了体检报告，继续问："您月经多久来一次，一次来几天，怕冷和潮热症状持续多长时间了？"

"月经好像不那么规律了，40~50天来一次，一次来3天。潮热有3年多了，怕冷症状大概有一年多了吧。说来也怪，前几年家里最怕热的就是我，夏天要在空调房里才不那么难受，以前夏天我也喜欢吹空调的，去年就觉得在空调房里很不舒服，今年家里空调开 26℃，我觉得这温度完全是冰窖温度呀。"

"最近胃口怎么样，大小便正常吗？还有其他地方不舒服吗？"

"胃口没有以前好，大便有些不成形，小便是正常的，还觉得有些腰酸腿软，怕冷，我听说这是更年期的症状，中医治疗效果不错。但是别人都是发热，为什么我怕冷呢？"

医生进行了舌诊、脉诊。"您的病情在中医属于绝经前后诸证，相当于西医的更年期综合征，因为体质不同，症状会有些差异，往年您的症状以发热出汗为主，若长期出汗过多，就会阴损及阳而导致阳虚，出现怕冷、大便不成形等症状。"

"哎，我这些症状可以治疗吗？这样下去冬天可咋办呀？"

"可以治疗的，夏天正是治疗的好时机呢。阳虚的病人，在夏天可以借助自然界的阳热之气，更好地治疗。我为您开一周的中药内服，再配合灸法治疗。现在天气热，注意避免空调直吹，避免吃冰冷食品，一周之后复诊。"

"医生，灸法治疗有啥作用呢？会疼吗？"

"灸法能对穴位产生温热性的刺激，通过刺激腧穴来调整经络与脏腑的功能而起到治病的作用，为您选择的灸法是不疼的，会有温热的感觉，非常舒服。"

经过三周的治疗，王阿姨感觉怕冷的症状明显好转了。她翻出了压箱底的裙子穿上，李叔叔打趣王阿姨跟谈恋爱那会儿一样爱美了。

至今王阿姨根据医生要求定期到医院复查，不仅不怕冷了，潮热、腰酸都没有了，胃口也好了许多。王阿姨也成了医院的更年期保健志愿者，常常在社区做更年期保健宣传，逢人就说中医药就是好。

二、烦热的更年期

这天，王阿姨像往常一样到公园里散步，遇见了邻居张阿姨。"老张啊，好一阵子散步都没有看见你了，去哪儿旅游了吗？"

"就在家里休息，精神不太好，吃了饭也不想动。"张阿姨说。

"这是怎么了？"王阿姨关心地问。

"我最近睡眠很不好，夜里翻来覆去，很久都睡不着，天气也热，真是烦躁啊。"

"是不是有什么心事啊，可以讲给我听听。"王阿姨说。

"没有啊，去年女儿备战高考，我这当妈的也跟着备战，睡眠还不错。今年女儿上大学去了，我更轻松了，还睡不着觉了，哎。"张阿姨叹息一声。

　　"睡不着你可以数羊嘛，数一会儿就睡着了。"王阿姨热心地建议着。

　　"可别提了，数羊我试过了，我是越数越清醒啊，数到几千只羊都还没有睡着，我就更烦躁了，然后一阵阵发热、出汗，手脚心也热得很。"张阿姨惆怅地说。

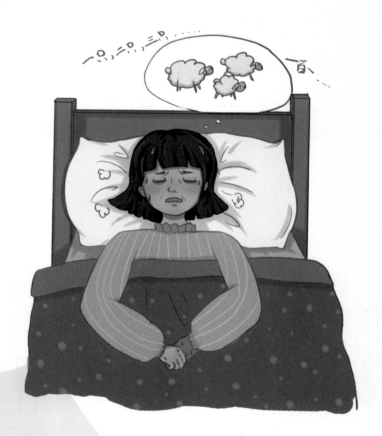

　　"听你说一阵一阵发热，感觉有点像更年期。我往年也有这种突然一下感觉很热，汗水跟着往下滴的情况，脾气也大得很，家里人说我像炸弹，都不敢惹。这两年我又莫名其妙开始怕冷了。上次我听了保健院医生讲课，才知道这是更年期综合征的症状。我去保健院更年期专科门诊看了病，发现有更年期综合征的姐妹还不少，以前大家不知道这些医学知识，想着更年期是都要经历的，熬一熬就过去了，去了门诊才知道，更年期需要科学管理，否则对我们来说太煎熬了。"王阿姨讲述着自己的经历。

　　"哎呀，你说热，是不是因为夏天到了，天气热呢？"张阿姨有点疑惑。

　　王阿姨接着说："不是的，那种热啊，是突然一阵的，过了这阵又不热了，冬天也会出现。我往年那种一阵一阵热的症状比较明显，今年还怕冷了，空调房里受不了，经过治疗，现在感觉好多了。"

　　"我还想着是天气热，听了你讲的，我觉得我也该去更年期专科门诊看看。"张阿姨听了王阿姨的讲述后，决定去医院就诊。

　　张阿姨来到了更年期专科门诊。"医生您好，我听邻居说，我可能到更年期了，她推荐我过来看病的，听说你们这里治疗更年期综合征很好，我也来试试。前两天医生让我做了检查，建议我用绝经激素治疗，我不想用激素治疗，可以中医治疗吗？"

"您哪里不舒服呢？"医生问。

张阿姨把失眠、烦躁、潮热出汗的症状告诉了医生。

"哦，您最近睡眠不好，情绪不好，还有潮热出汗的症状。月经情况怎么样呢？多久来一次，一次来几天，月经量怎么样？"

"月经 22~25 天来一次，一次来 3~4 天，量比以前少了三分之一，这一年多月经来得频繁，以前都是 30 天左右来一次。"

医生进行了舌诊、脉诊，说："您的病情属于绝经前后诸证，相当于西医的更年期综合征。"

"我同事也是这毛病，我同事说她阳虚，我也是吗？怎么我们症状差异那么大，我该怎么办呢？"张阿姨问。

"这个就比较复杂了，病因病机及体质、饮食、环境等差异，可导致出现不同的证候，表现出不同的症状。您目前属于心肾不交，是可以通过治疗改善的。我先为您开一周的中药，并配合耳穴治疗，平时在家里可以进行食疗，目前可以煮百合莲子粥，对改善症状也有一定帮助，两周后复诊，根据病情变化为您调整治疗方案。"医生说。

"医生，中药我知道，耳穴治疗是什么呢？"张阿姨问。

"耳穴治疗是中医特色疗法。耳部有很多穴位，在经络的联系下，耳与全身脏腑有着密切联系，耳穴治疗可通过运行气血、调理脏腑功能而治疗疾病……"医生讲解说。

"没想到小小的耳朵还有这么多学问，我先试试看。"治疗结束，张阿姨开心地回家了。

经过两周的治疗，张阿姨失眠、潮热、烦躁的症状得到了改善，人也精神了许多。

医生有话说

中医的绝经前后诸证与西医的更年期综合征有相似之处，是指女性在绝经前后出现的潮热出汗、烦躁易怒、潮热面红、失眠健忘、精神倦怠、头目眩晕、耳鸣心悸、腰背酸痛、手足心热，或伴月经紊乱等与绝经有关的症状。由于病因病机及体质、饮食、环境等差异，可导致出现不同的证候，表现出不同的症状。中医药历史悠久，在更年期综合征相关症状的治疗中积累了丰富的经验。通过辨证选择合适的内治法及适宜的中医特色外治法，能有效改善症状。要特别提醒更年期女性朋友们，需在中医医师的指导下进行中医治疗，中医要求辨证论治，证型不同，治疗方法则不同。

（罗刘衡）

漫话更年期

更年期大出血的
惊魂夜

  皎洁的月光照着长长的走廊，空气中飘浮着淡淡的消毒水的味道，又是一个值班夜。作为一名妇产科护士，在寂静的值班夜，接待各种急诊入院的患者已成了一种家常便饭。患者和家属行色匆匆，被疾病困扰，或焦急彷徨，或痛苦呻吟，或惊慌失措……作为医务工作者，我的心情也会随着患者的病情而起伏。

  凌晨 3 点，急诊科电话突然响起，一位更年期女性因为大出血、重度贫血要马上入院。病情就是命令，值班医护人员马不停蹄地准备好相关急救物资，做好接诊准备。伴随着凌乱急促的脚步声，患者杨女士被平车推送进入病区。只见杨女士脸色苍白，神情暗淡，衣裤以及床上的垫子上还可见鲜红的血迹。血在这样的月夜灯光下，红得格外刺目。看到她的状况，值班医生一边与急诊医生进行病情交接，一边指挥我和其他值班护士一起将患者安置在检查室，建立静脉双通道，给予氧气吸入、持续心电监护。心电监护显示脉搏快、血压低，存在失血性休克的表现，病情非常紧急。

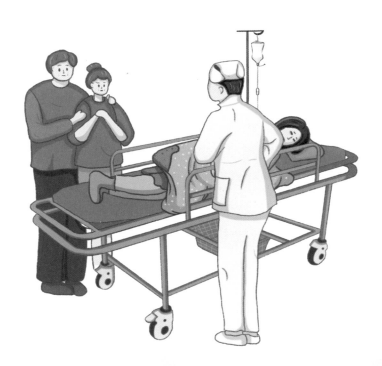

值班医生在掌握了患者的病情后，对杨女士丈夫说："杨女士，今年 46 岁，有半年的月经紊乱病史，这次出血量大，现在初步诊断是更年期异常子宫出血。从患者一般情况看，存在贫血以及失血性休克的可能，因此我们准备输血纠正贫血。同时患者超声结果提示子宫内膜增厚，通过检查发现还有活动性出血，继续等待下去，内膜持续剥脱还可能引起更多出血。为了迅速止血，同时也为了明确诊断，需要做诊断性刮宫。就是把刮出来的子宫内膜拿去做病检，看是什么原因导致出血。"杨女士的丈夫急得额头冒汗，知道事不宜迟，颤抖着手签完字，同意输血及手术治疗。经过积极治疗，患者贫血得到了纠正，并送进了手术室。

凌晨 4：02 分，患者手术结束，平车送回病房休息。术后我遵照医嘱继续给予心电监护、氧气吸入、输血纠正贫血、抗炎补液对症治疗。患者出血止住了，嘴唇终于有了一点血色。

几天后，子宫内膜病检结果出来了，结果提示杨姐的子宫内膜存在不典型增生改变。这是一种子宫内膜癌的癌前病变。这个消息如同晴天霹雳，杨姐本来好不容易恢复的脸色又再一次苍白。作为杨姐的主管护士，我也为此扼腕痛惜。但是职业的本能告诉我，伤心难过解决不了问题，我需要尽我所能，帮助杨姐渡过难关。现在杨姐最重要的就是接受病情，配合治疗。于是我和她聊了起来。

"杨姐，你脸色好看多了，自己感觉怎么样，还头晕吗？阴道还在出血吗？"我关切地问道。

"哎呀，护士妹妹，太感谢你了，那天晚上辛苦你们了。我做了手术、输了血，现在感觉好多了，也没怎么出血了。我呀，46 岁了，这半年月经一直比较乱，有的时候按时来，有的时候又不来，有时来了呢又好长时间都不干净，有时血量多，有时又和以往差不多……我心想这个年纪了，是该乱了，可能要绝经了，也没太在意。加上我们是做生意的，平时比较忙，忙起来就更无暇顾及这些了。我这次都已经流了有差不多一个星期了，滴滴答答的，一直不干净。那天我搬重物突然就出了好多血，用了 4、5 个拉拉裤。半夜起来，血顺着腿往下流，我两眼一花，人一下就晕了。我老公马上开车把我送到你们医院来。哎呀，好吓人哦！要不是你们，我可能都已经不在了。"

杨姐心有余悸地给我讲述着她的经历。

"妹妹，我这次算是死里逃生，捡回了一条命。可是今天医生跟我说我的内膜病理结果。说是什么癌前病变。我就出个血怎么可能就得癌症了呢？会不会诊断错了？"杨姐刚从疾病的恐惧中解脱出来，面对病理结果也存在许多疑惑。

我看着杨姐着急的眼神，赶忙给她科普一些小知识。"杨姐，您的病检提示子宫内膜癌的癌前病变，并不是癌症。每个月子宫内膜在雌、孕激素的作用下都会发生一些改变。子宫内膜在雌激素的作用下首先增生，在月经中期，雌激素达到高峰，排卵后黄体形成产生孕激素，子宫内膜由增生改变转为分泌改变，到了月末，如果没有受孕，雌、孕激素水平降低，子宫内膜脱落、出血，就来月经了。但是，随着年龄增长，尤其在进入更年期后，卵巢功能逐渐衰退，卵泡虽然也会发育，却不一定排卵，子宫内膜单纯在雌激素的作用下生长达到一定厚度，激素水平下降后，就出现子宫内膜脱落出血，由于没有孕激素作用，导致出血时间不定、出血量不定、周期不规则等改变。长期缺乏孕激素拮抗，内膜就会持续增生，甚至出现不典型增生，最后发展为子宫内膜癌。这次住院，医生给你做了诊刮手术，把没有完整脱落的内膜刮出来，将这些内膜送检。目前的检查结果提示为'子宫内膜不典型增生'，这是一种癌前病变，一定要积极治疗，如果病变进展成癌症就麻烦了。"

　　杨姐认真地听着，还时不时地点头："听你这么说我就明白了。那我一定要配合医生积极治疗。我才 46 岁，可不想得癌啊。那我这种情况该怎么治疗呢？"

　　正好杨姐的主治医生也关心杨姐的病情，来到了床旁。张医生接着说："杨姐，子宫内膜不典型增生属于癌前病变，按照诊疗规范推荐进行子宫切除术。"

"子宫切除？没了子宫，我还是个女人吗？不行不行，绝对不行。"杨姐连忙拒绝。

"子宫内膜不典型增生是子宫内膜癌的高危因素。像您的情况，46岁，已经完成了生育，进入更年期，卵巢功能开始衰退，面临绝经。子宫已经完成了它的使命，切除子宫对您的生活没有太大的影响。如果保留子宫，内膜病变加重进展为子宫内膜癌的风险将大大增加。"张医生继续补充说道。

"哦，原来是这样啊。但切除了子宫，是不是就会加速衰老呢？想想都怕。"

"切除子宫并不一定意味着加速衰老，女性的衰老主要是体内雌激素水平下降所致，而分泌雌激素的是卵巢。我们所

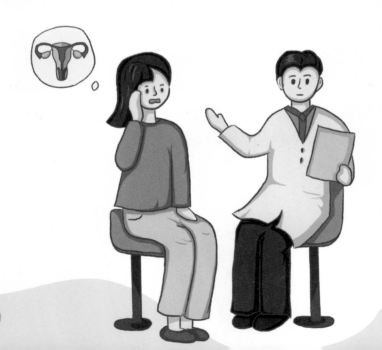

说的切除子宫，并不包括切除卵巢。从你的年龄以及月经情况看，卵巢的去留与否我们会根据你的意愿来决定。"

"哦，是的，听您这么一说我就放心了。那我一定配合医生治疗。"

通过交流和疏导，杨姐接受了目前的病情，也积极配合医生进行了手术治疗。出院时，杨姐和家人再三对医护人员表示感谢。看着她的笑容，我也由衷为杨姐的康复感到欣慰。

医生有话说

更年期妇女由于卵巢功能逐渐衰退，无排卵月经周期增多，孕激素不足，而容易出现排卵障碍性异常子宫出血，临床表现为子宫不规则出血，月经周期紊乱，经期长短不一，出血量时多时少，有时经血淋漓数月，伴贫血。由于排卵异常，子宫内膜长期受到雌激素作用而增殖，缺乏孕激素拮抗。内膜持续增生就可能演变为内膜不典型增生，甚至子宫内膜癌。发生异常子宫出血后，一定要及时就诊，通过检查明确诊断，在医生的指导下积极配合治疗，避免严重大出血等紧急情况，预测复发的危险因素，进行个体化治疗，全方位长期管理。

（贺晓春　程萌）

李阿姨的"多事之秋"

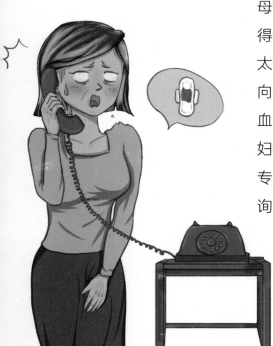

　　一天午休，我突然接到闺蜜母亲的电话："言言，我不会是得癌症了吧，我搜了一下百度，太恐怖啦！"电话中她语带哭腔向我述说，因为最近频繁阴道流血，她非常紧张恐惧，知道我是妇科护士，迫不及待想让我给点专业意见。于是我在电话里详细询问了她的情况。

"李阿姨，您出现这种阴道流血的情况有多久？持续时间多长？最近您除了有阴道流血的情况外，身体还有其他不适的地方吗？"

"有小半年了，有时出血量多，有时出血量少，有时月经才完没几天又出现流血的情况，有时月经一直干净不了，滴滴答答持续 10 多天。" 李阿姨哽咽着回答我。

"还有其他的症状吗？" 我问。

"有，我最近失眠，整夜整夜睡不着。我担心是不是得了癌症，越想越害怕。可是又不敢去医院就诊。怕万一查出个什么，可怎么办啊？" 李阿姨哽咽着说道。

"阿姨，您今年多大年纪？"

"50 岁啦。"

听完李阿姨的讲述，结合她的这一系列信息，如年龄特点加上阴道流血的量、时间、周期都不规律，肯定不是正常月经，难道是更年期异常子宫出血？我赶紧安慰着电话那头的李阿姨，对她说："李阿姨，您的情况可能是和您年龄相

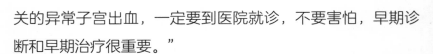

关的异常子宫出血，一定要到医院就诊，不要害怕，早期诊断和早期治疗很重要。"

"我这就是月经紊乱，不是什么异常出血吧？ 50 岁了月经乱，不是很正常吗？我不想去医院，你是护士，你帮帮我吧。"她语气中充满了恳切。

我立马劝说道："李阿姨，您听我说。50 岁的年龄正处于女性更年期的阶段。在此期间，女性的卵巢功能衰退，激素水平也随之波动，这会导致一系列的临床症状出现。月经改变是更年期的重要标志之一，它表现为月经量以及月经的持续时间、规律性或频率的变化。只要出现异常我们临床上就称为异常子宫出血。引起异常子宫出血的原因很多，不能单凭猜测，随便吃点药来治病。我们还是要实事求是，根据导致出血的原因来治疗，这样才能药到病除。因此您必须尽早去医院检查。"

"那这种情况严重吗？我害怕去医院！吃点药不行吗？"李阿姨紧张地问道。

"李阿姨，您害怕什么，能给我讲讲吗？"

"我害怕自己万一去医院检查出来是癌症怎么办？我害怕自己和家人都承受不了。"李阿姨说。

我安慰着李阿姨说道："更年期是女性的一个'多事之秋'，如果出现了异常出血的情况，一定要及时去检查，及时排除一些器质性病变，尤其是子宫内膜的病变，还要看看是不是宫颈或其他部位病变引起的。您不能掩耳盗铃，视而不见。再说，如果真检查出来有什么问题，您觉得您的家人会怎样对待您？"

"我的女儿悠悠很孝顺，我老公也对我很好，如果我真检查出来有问题的话，我相信他们不管花多少钱，一定会竭尽全力地给我治疗。"

"您连最坏的结果都想到了，还害怕什么呢？有家人对您的爱，您难道不该鼓起勇气去医院检查看看吗？况且异常出血并不一定是癌症引起的。"我轻言细语地安慰她。

"唉，真想不通啊，平时我很重视身体健康，经常锻炼，怎么就发生这样的事呢？"李阿姨焦急地说。

我说："李阿姨，您不要太担心，现在要找到您出血的原因。更年期子宫异常出血的原因很多，最常见的是卵巢功能衰退引起排卵障碍导致，但是也不排除是宫颈或子宫内膜疾病导致的，还有子宫肌瘤也会引起异常子宫出血。也有部

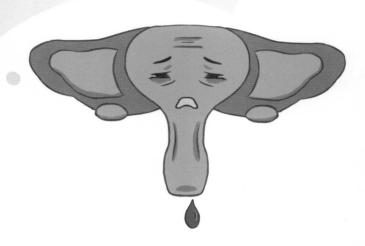

分女性觉得自己已经这把年纪了，不会怀孕了，就没有做好避孕措施，结果因为流产或者异位妊娠而引起出血。看吧，这么多引起更年期异常子宫出血的原因，我们只有检查后才知道具体是什么原因，讳疾忌医是万万不可取的。"

李阿姨听我讲完，在电话那头连连表示："好的，不管是哪种情况，我都决定去医院检查看看，如果有问题，我会勇敢面对，绝不逃避，对家人、对自己有个交代。"

过了一段时间，李阿姨给我打电话道谢，通过声音都能感觉到她整个人的轻松快乐。她说多亏我及时建议，她赶紧去医院做了一系列检查，医生说就是更年期排卵障碍导致的异常子宫出血。现在吃了医生开的药，不仅血止住了，睡眠也好了。每天都心情舒畅，感觉生活又充满了幸福的味道。

听了李阿姨的话，我也由衷为她感到高兴。能用我的专业知识帮助到朋友，真是值得开心的事。更年期女性一定要重视不规则阴道流血，及早到医院就诊。

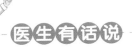

医生有话说

月经模式的改变是更年期女性最常见也最早出现的症状。女性进入更年期，卵巢功能衰退，激素水平波动，容易引起月经模式的改变。月经的周期、经期、经量以及周期的规律性发生改变，超出正常的时间或出血量，就称为异常子宫出血。更年期女性一旦发生异常子宫出血，一定要及时到医院就诊。最常见的更年期异常子宫出血为排卵障碍性出血，但也可能由子宫肌瘤、内膜病变、子宫腺肌症等器质性疾病导致，另外，凝血障碍、内膜局部问题等也可能引起异常子宫出血。因此，应及时就医，通过各种检查明确诊断后，进行个体化处理。子宫内膜病变高风险人群必要时需要进行宫腔镜检查或诊刮术，排除内膜病变，对因治疗，让患者在最好的时机得到治疗，避免疾病进展。

（贺晓春　税丹）

更年期的
难眠之夜

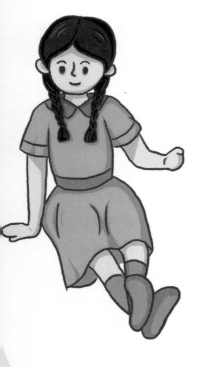

"村里有个姑娘叫小芳，长得好看又善良……"年轻时候的王阿姨最喜欢唱这首歌。当年的她两条辫子特别漂亮，很是俊俏。村里追求她的小伙子很多，但她偏偏看上了其貌不扬的住在郊区的朱叔叔，用王阿姨的话说，就图一个"对她好"。两口子生儿育女，一直住在郊区。日子一天天过，一晃今年王阿姨50岁了。

王阿姨自小就很勤快，结婚后不仅要做农活儿，还要操持家务，地里的菜种得好，家里也打理得干干净净。提起王阿姨，村里人都竖起大拇指："贤惠，能干。"

随着农村的发展，王阿姨老宅被拆迁，无地可种。由于王阿姨小时候家里穷，没有钱读书，小学也没有毕业，她没文化，在外面找不到合适的工作，朱叔叔也不愿意让王阿姨出去受累，就让王阿姨在家里做家庭主妇。平时除了照顾丈夫及女儿的饮食起居，她还把家里收拾得一尘不染。尽管有点辛苦，但她很快乐，常常一边干活，一边哼唱喜欢的歌。

朱叔叔乐得清闲，提早开始了丰富多彩的退休生活，整日外出钓鱼遛鸟，没事儿在小区跟其他老人下下象棋，一坐就是半天，有时一高兴还会跟好友在外喝喝小酒，难得在家闲着。

日子一天天过去，女儿渐渐长大，成了家，也有一个可爱的孩子，其乐融融。小孙女半岁后，女儿恢复上班，彻底改变了王阿姨的生活。

由于女儿女婿都要上班，照顾孙女妞妞的任务主要落在了王阿姨一个人的身上。王阿姨说，一定要全心全意将外孙女照顾得白白胖胖的，不让邻里小觑。王阿姨不仅跟女儿一起学怎么照顾小孩儿，也经常跟邻里请教育儿偏方，看到小区其他小孩儿有的东西，自己孙女儿也一定要有。王阿姨白天在家里要做家务，还要照顾妞妞，整日忙得晕头转向，自感分身乏术，于是向老公求助，让朱叔叔做一些家务。朱叔叔也很体贴老婆，什么都干。可是，不知怎么地，王阿姨老是觉得朱叔叔做的不能令自己满意，不是觉得他地没有扫干净，就是觉得他买的菜不新鲜，每天还总喜欢往外跑，一遇到什么事忙不过来，需要帮忙，就找不到人。于是，王阿姨常常为了这些事向朱叔叔抱怨，甚至莫名其妙地就发火。朱叔叔开始还好脾气地接受了。久而久之，反反复复，好脾气的朱叔叔被折腾得烦了。朱叔叔反过来批评王阿姨脾气越来越不好，总爱管东管西，还瞎折腾，爱比较，邻居一说什么好，自己马上就要去办，一家人都劝，还没用。自己一丁点小事情都处理不好还要提出来反复唠叨。于是，两口子吵架的次数变多了，朱叔叔与王阿姨的关系越来越疏离。

　　每次夫妻俩吵架后，朱叔叔前两天还好，完全顺着王阿姨做事，过两天就又不耐烦了，开始跑出去钓鱼、下棋，还总在每次家里出现育儿观念分歧的时候鄙夷王阿姨没有文化。王阿姨总感到生气却也无处宣泄，多次被气得直哭。晚上女儿女婿回家后接过照顾孩子的任务。但王阿姨不放心，担心年轻人照顾不好孩子，一听到点动静就想起来看看。睡觉总也睡不踏实。不仅如此，王阿姨还觉得后背总是一阵阵发热、大汗淋漓，一点响动就醒，醒了后就开始担心孙女是否被合理照顾，越想越睡不着。王阿姨想让自己早点入睡，毕竟睡眠不好会让自己的精力和体力跟不上，照顾小孩会发生意外。一想到电视上爷爷奶奶、外公外婆因自身疏忽导致孩子致伤致死的报道就感到心惊胆战，害怕自己也会犯同样的错误，害怕看到家人谴责、失望的眼神。每每及此，王阿姨都会辗转难眠、忐忑不安，很久才能入睡，甚至彻夜难眠。

渐渐地，每天晚上一到睡觉的时间王阿姨就感到紧张，看到床就害怕，觉得自己晚上肯定又会睡不好，一想到晚上在床上彻夜难眠的烦躁及痛苦，想死的心都有了，看到床就想把床给砍了烧了，免得自己看到难受。想向家人诉说自己的痛苦，又怕家人说自己矫情，女儿也劝她不要一天到晚东想西想。邻居听说王阿姨睡不着，推荐她吃点褪黑素。女儿也买了回来，但是王阿姨吃完后感觉效果不明显，还发现自己一天比一天憔悴，整天没有精神，食不知味，一坐下就不想动，觉得累，做事丢三落四，容易忘事，总是忧心忡忡，担心有不好的事情发生，较之前更加容易烦躁、发火。直到有一天王阿姨在做饭后忘记关煤气灶将锅烧坏，女儿发现王阿姨一个人躲起来默默流泪，一家人才引起重视，然后大家商议了一下，第二天朱叔叔就带王阿姨到医院就诊。

于是，王阿姨在丈夫的陪同下一起来到了医院心理门诊。

心理医生柳大夫在询问了王阿姨的情况后说道："随着年龄的增大，中老年人的睡眠质量会逐渐变差，这是绝大部分人都会出现的情况，一般不用太过担心。但在帮儿女带孩子的时候，时常会睡眠不规律，容易导致睡眠节律紊乱，再加上绝经后你出现了频繁的潮热出汗的症状，会进一步影响睡眠质量，这时候如果你情绪压力比较大，操心多，会加重失眠，从而形成恶性循环，也就是失眠导致紧张、焦虑等负面情绪，而负面情绪又进一步加重失眠。"

"那我应该怎么办呢？"王阿姨着急地问道。

"首先，我们可以通过安眠药治疗。"

一听安眠药，王阿姨就紧张，连连摆手："安眠药会不会上瘾啊？我听说安眠药吃了不好，能不能不吃安眠药呀？"

柳大夫耐心解释："安眠药是我们临床常用的控制睡眠的药物，除一些特殊情况，绝大部分人吃这个药都是没有问题的。而且在我们精神科医生的指导下短期用药，一般也不会造成依赖，这点你可以不用担心。"

"哦，真的是这样吗？"王阿姨犹疑地说。

"是的，而且失眠会导致焦虑、抑郁，联合抗焦虑、抗抑郁药一起用，效果会更好。"

"那会有什么不良反应吗？"

"在服药初期或药物加量期间部分人可能出现头晕、恶心等不良反应，一般都在大家可耐受范围内，适应几天后一般就不明显了，有异常也可以及时来医院就诊或在互联网医院咨询。"

"医生，还有其他治疗的办法吗？"

"有的，你还可以在门诊做经颅重复磁刺激治疗，还可以参加每周三的心身减压心理团体治疗。但是药物治疗失眠起效更快，你可以药物联合物理治疗及心理团体治疗，效果更好。"

考虑到王阿姨家人前期对王阿姨心理状况的忽视和不理解，柳大夫对王阿姨丈夫也进行了常规心理健康教育，以便在生活中能给王阿姨更多的帮助。朱叔叔在听完心理医生的科普教育后立即对妻子近期的异常情况表示理解，同意心理医生的建议，同时也表示会在家里与女儿女婿进行沟通，在生活中多关心王阿姨。

王阿姨本来还担心丈夫不理解自己的病情不同意治疗，没想到与柳大夫沟通后丈夫马上同意了医生的治疗方案，并全力支持王阿姨来医院治疗。王阿姨心里顿时松了一口气。

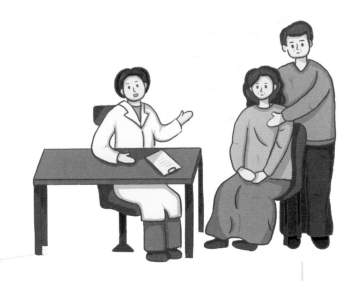

　　由于王阿姨绝经时间不长，且存在潮热出汗等症状，柳大夫还建议王阿姨到妇女保健科更年期专科门诊就诊，进行相关检查及治疗，王阿姨也欣然应允。

　　1个月后，王阿姨在丈夫的陪同下复诊，一看到柳大夫就激动地说道："柳大夫，太感谢您了，半年了，我从没有睡过这么好的觉。现在看到床也不难受了，而且还能一觉睡到天亮，情绪不烦躁了，也不像以前那么唠叨，家里人都觉得我像完全变了一个人。"

　　"这也要感谢你自己呀。每次医生交代的治疗你都能配合、坚持，效果肯定好，后面一定要坚持吃药，定期过来复诊。每天保持适量运动锻炼，多培养兴趣爱好，等孙女上学了你甚至还可以到社区老年大学看看，学一些自己喜欢的东西，可以让你将现在这个良好的状态保持下去。"

　　"好的，医生，我一定听您的建议，遇到不懂的就来医院向您咨询，绝不擅自停药减药。"

　　听及此，柳大夫赞许地对王阿姨竖了竖大拇指："好样的，加油！你行的！"

　　半年以后，再见到王阿姨，她面色好多了，脸上笑意也多了，欢天喜地带着外孙女做着游戏。朱叔叔悄悄地告诉我，现在全家人都很开心。

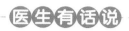

医生有话说

更年期失眠是一种与绝经相关的持续性睡眠障碍，主要表现为入睡困难、早醒、夜间觉醒次数增多等。长时间失眠，容易导致更年期女性出现头晕、头痛、心悸、乏力等躯体不适，严重者还会发生逻辑推理能力障碍、认知功能减退以及情绪障碍等，严重影响更年期女性的身心健康。长期失眠会引起免疫力降低、注意力下降，引发各种内科疾病以及焦虑、抑郁等精神疾病，增加乳腺癌、高血压、高血脂、糖尿病、子宫内膜癌等多种疾病的发生风险，甚至可能诱发阿尔茨海默病、自杀等后果。因此，要重视失眠对更年期女性健康的巨大影响。面对失眠，大家首先要保持良好的心态，对失眠要有正确的认识，要知道失眠常源于不良的生活习惯，并进行纠正。同时，保持规律的睡眠作息，增加睡眠动力，每天保持适量运动，避免睡前2小时运动。另外，适当的心身放松，可以减轻失眠导致的烦躁、焦虑等负面情绪及躯体症状。当自己通过各方面调整，失眠仍无法控制或效果欠佳时，可前往医院寻求心理医生的帮助！

（张慧　杨丽）

更年期"十八变"
——儿子眼中的更年期母亲

　　人都说"女大十八变"，但在我眼里，更年期的母亲也有着"十八变"。昔日的母亲积极、开朗、乐观而又充满魅力。每当我们不如意时，她总是告诫我们要积极地面对生活；每当母亲受到他人的误会时，她总能摆正心态积极沟通；每当我们拖着疲惫的身体回到家中时，母亲总是带着温暖的笑容迎接我们；而且母亲出门时，即使是最朴素的穿着打扮，温文尔雅的气质也流露无遗。

　　但随着更年期的来临，她不论是生理上还是心理上都有着翻天覆地的变化。几个月前开始，母亲就变得不太对劲。她总是情绪激动，动不动就发火，疑神疑鬼的，经常因为一件小事而大发雷霆，家里随时弥漫着浓浓的"火药味"。她每天又哭又闹，一副全家人都欺负她、不心疼她的样子。其实一家老小都哄着她、让着她，想让她高兴一点。但她三天一小闹、五天一大闹，只要有一点不顺着她的意思，她就生气，生起气来就谁也不搭理，一天到晚哭丧着脸。

母亲自己过得也不舒畅。每当夜晚入睡时，她心中总是对白天的乱发脾气后悔。半夜常因燥热和大汗醒来数次，再次入睡会非常困难，辗转反侧；每当清晨睁开眼时都会心情沉重，心里像是压着一块大石头，对什么都不感兴趣，看到什么都心烦；任何人都像是自己的仇人，总是看不顺眼；开口说话也像是吃了火药一样，无端发火……总之，身上每个地方都不舒服。这样莫名出现的状况渐渐让身边的亲人、朋友都觉得她像变了一个人，大家跟她的关系也渐渐疏远起来……大多数人到了53岁会认为积累了人生的财富，获得了幸福美满的家庭，正是享受人生的美好时机，而母亲却活得好像人生处处都是败笔。她一直以为这些情绪能够熬着熬着就过去了，却始终不见好转。这种体验让她的生活陷入困境，她一度怀疑自己是不是得了什么怪病。

本以为随着儿子的出生，母亲的情绪会有所好转，但事实并非如此。孩子出生以后，可以感受到全家都沉浸在幸福中，母亲也的确是喜悦的。起初母亲会体谅我们工作辛苦，每天带带孩子，哄哄孩子睡觉。但孩子毕竟才刚出生，半夜要起来喝奶，经常哭闹，照顾孩子确实需要很多时间和精力。没过多久，母亲的情绪又回到了以前，她说一听到孩子的哭声就头痛，她感觉自己身心都很疲惫。

日常琐事导致婆媳关系也很紧张，常常因为一点点小事闹得全家人不愉快。老婆和母亲总会因为两代人带养孩子方法的不同产生剧烈争吵。母亲总想用以前带养我的老法子养育孙子，但老婆想用科学的新方法养育自己的孩子，我每次夹在中间仿佛遇见了世界难题，难以调节。比如在孩子哭闹或者睡不着的时候，母亲总是很喜欢摇晃孩子，说我小时候睡不着只要抱着摇摇就能睡得很香了，但老婆却认为过度的摇晃会影响孩子的身体和大脑发育。母亲听到后情绪激动，觉得老婆认为她想伤害孩子，立马提高音量，细数平日自己的付出与辛苦，吐槽老婆所有让她不满意的地方，把旧账翻了又翻，就连我也会被劈头盖脸地一阵痛骂。

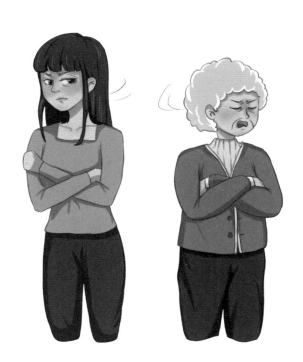

除了激动易怒，母亲也常常会因为我或老婆的一句话默默在一旁落泪，开始我还会安慰她，试着去体谅、安抚她，可后来我逐渐发现这只是徒劳罢了。母亲每次突如其来的情绪已经成了家常便饭，我们束手无策。我不明白，平时乐观慈祥的母亲去哪里了，为什么突然变成这样？我自己也快崩溃了。

就这样又过了一段时间，我与好友聊天说起家中母亲的情况，好友说这可能是更年期症状，对此目前国内外医疗界已经有了成熟有效的治疗手段，建议我带母亲去更年期专科门诊看看。

医生耐心地倾听了母亲的症状后，让她完成了更年期症状评分，详细地了解了现在母亲的情绪、身体、睡眠状况。医生说："更年期是女性从生育年龄步入老年的过渡期。这段时间因为卵巢功能逐渐下降，女性通常会出现失眠健忘、烦躁易怒、抑郁多疑、头晕耳鸣、心悸胸闷、月经紊乱等一系列症状。"听完医生的话我才恍然大悟，原来母亲发脾气并不是自己想发，而是因为进入了更年期啊！

医生还告诉我们，针对更年期的这些改变，作为儿女一定要体谅妈妈，遇事多与妈妈交流沟通，尊重她的意见，让她感觉自己是这个家庭的主心骨；调整妈妈的饮食，要以低热量、低淀粉、低脂肪、低盐为原则，在日常生活中建议食用含钙量高的食物预防骨质疏松，如牛奶、酸奶、豆制品、海带、海鲜等；劝导妈妈参加一些力所能及的运动。这样不仅可以缓解更年期的焦躁情绪，还可以促进更好的休息；发现妈妈情绪不好时，要及时与她沟通，陪伴在身边，让妈妈保持一个积极乐观的心态。

在进行了全方位的检查后，医生为她制订了科学的更年期治疗方案，不仅包括药物治疗，还有心理治疗，并提醒母亲定期复查。

母亲从此以后按时参加每周的团体辅导活动。这个活动的成员都是和母亲一样到了更年期的阿姨，大家平时会一起交流心得体验。整个活动包括医生为大家讲述更年期保健知识，让大家了解什么是更年期以及更年期综合征的治疗方法，还包括身体放松训练，比如基于减压的身体扫描、呼吸训练、葡萄干练习等。

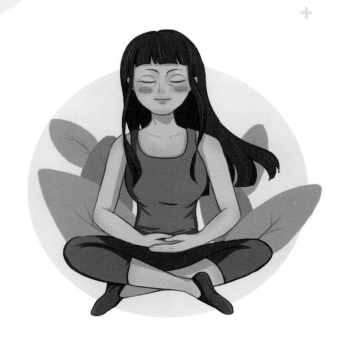

　　母亲说在当天晚上用药以后，第二天醒来明显感受到整个精神状态都好了不少。药物配合心理治疗了 1 个月后，母亲潮热出汗的症状明显好转，脾气也不像以前如定时炸弹般随时发作，也不会看到什么都觉得心烦了，感觉皱紧的眉头也舒展开来。目前治疗的时间已经有一年了，母亲的情绪、睡眠都在变好。我感觉以前那个温柔、开朗的母亲又回来了，母亲和老婆吵架的次数明显减少，现在家庭氛围其乐融融。

　　更年期阶段的变化让母亲有了特别的经历，在医生和家人的帮助下她最终变回了那个积极、开朗、乐观的自己。玉石经过细细打磨才会变得美丽，更年期的母亲经过岁月的洗礼后焕发出独特的魅力。

医生有话说

更年期是女性从中年步入老年的过渡时期，随着卵巢功能逐渐衰退，雌激素水平波动性下降，抑郁、焦虑、失眠等精神心理问题严重影响着更年期女性的心身健康。更年期女性的心理健康问题常与潮热出汗等更年期症状合并出现，因此在这一特殊时期，更年期女性要积极获取健康知识，了解更年期心理生理特点，及时觉察自己的情绪变化，定期进行心理健康问题的筛查和评估，使心理问题早识别、早诊断、早干预，减少严重心理疾病的发生风险。要主动寻求家人、社会的支持，培养良好的饮食和作息习惯。更年期女性的家人要尊重、理解她们，包容体谅、及时沟通、常常陪伴，对她们身心的关爱，有利于帮助其顺利度过这一特殊时期。

（李茂丹　付天明）

更年期
拒绝负"重"前行

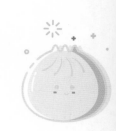

　　王大姐和李大哥夫妻俩经营着一家早餐店。因为干净、卫生且味道好、人缘好，这家店在街上开了几十年。夫妻俩每天起早贪黑地忙碌，虽然辛苦，但两个女儿已经大学毕业参加工作了，一家人其乐融融。

　　"五一"劳动节大女儿雯雯放假回家，一进门便高兴地说："妈妈，辛苦了，我带你上街去买几身新衣服，好好打扮打扮。"

　　王大姐："不要乱花钱，挣钱不容易，你挣的钱自己攒着用，妈妈不花你的钱。"

　　雯雯："妈妈，我都挣钱了，给您买衣服是我的心意。"李大哥也说："老王，不要拒绝女儿的一片心意，快跟女儿一起上街去转转。"

　　看着女儿期待的眼神，加上李大哥的鼓励，王大姐便和女儿有说有笑地上了街。

　　走进服装店，导购小姐姐热情地迎了上来。一下连试了好几件，王大姐都穿不上去，好不容易挤进一件衣服，却一点也不好看。一瞬间，王大姐情绪跌到低谷："不买了，腰上的'游泳圈'越来越粗了，穿上不好看，走吧。" 王大姐多想回到几年前啊！几年前的她，身材苗条，体态优美，黑色的高跟鞋更显美臀细腰。

　　"妈妈，大码的衣服也有好看的呀，咱们再逛逛，恐怕您平时要注意饮食，少油少盐，您现在这个年龄可是高血压、糖尿病的高发年龄呢。"

　　王大姐拍了拍脑袋："对啦，这两个月经常头晕、头痛，经常觉得累得很。前几天我就去药店测了个血压，测出来高压 155mmHg，低压 90mmHg，药店工作人员说我可能有高血压。这不，还没有时间去医院检查呢。"

　　雯雯一听，眉头皱了起来："妈，您头晕、头痛，血压测出来高了，咋不告诉我呢？走走走，现在赶紧去医院检查，这些问题您咋都不重视呢？这可一点儿都不能马虎。"

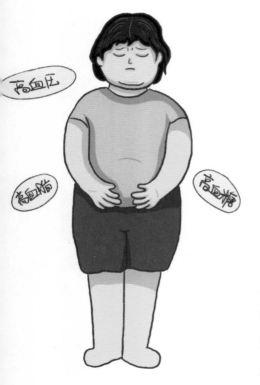

母女俩一起走进了医院，王大姐做了全身检查。一查吓一跳，王大姐的 BMI 已经是 $28.5kg/m^2$，属于肥胖了。血脂高，血压高，血糖也偏高，彩超还检查出脂肪肝。

看着这到处都有问题的体检报告，母女俩忐忑不安地走进了诊室。吴医生看了王大姐的体检报告说："大姐，你这高血糖、高血脂、高血压还有脂肪肝，体重已经达到肥胖标准。这是典型的代谢综合征，它是以超重／肥胖为特征并伴有一系列代谢紊乱的病症。你平时是不是喜欢重油重盐的食物啊？"

王大姐立马回复道："对对对，总觉得味淡了不好吃，要多放点油才好吃，我还喜欢吃水果，西瓜、荔枝、哈密瓜都是我喜欢的，吃起来也没个度。"

吴医生看着王大姐说道："这些是主要病因，高血糖、高血脂、高血压和我们的不良饮食习惯息息相关。"

王大姐点了点头，还有点疑问："吴医生，其实这么多年我一直都是这样吃的，虽然以前也有点胖，但体重稳定，只是最近这半年，月经推迟，可能进入更年期了，体重就控制不住地飙升。"

吴医生说："这半年除了体重增长比较快，还有没有其他不适呢？"

王大姐想了想说道："月经这半年也不准，老是延后，更年期和体重有关系？"

吴医生点点头说道："肯定有！医学研究显示，绝经对女性的代谢和体重是有影响的。绝经前体内脂肪主要分布在臀部和下肢，呈梨形体型，这种肥胖与心血管疾病等关系不大。绝经后随着雌激素水平下降，体重增加，体型变化，体脂分布在上半身及腹部，而四肢皮下脂肪减少，体型呈苹果形。目前绝经后体型和体重改变机制及其与性激素的关系并不很清楚。你体重比以前增加，一是与你进入更年期后雌激素分泌减少，基础代谢率降低有关，二是如果体力活动减少，饮食上再不注意控制热量摄入，随着女性绝经后全身脂肪重新分布，可形成向心性肥胖。所以你会觉得肚子越来越大啦。"

王大姐听了以后连连点头："吴医生，你是专业的，我都听你的。"

吴医生接着说："对于代谢综合征患者而言，体重管理是营养管理的首要目标。生活方式是干预减重的基础治疗，干预内容应包括营养指导、加强体育锻炼、心理支持等。目前减重的膳食模式有很多，总体来说，无论哪种方式，只要在平衡膳食、保证营养素摄入的情况下，控制总能量摄入都可能有效。针对高血压、高血糖、高血脂、脂肪肝，根据监测情况必要时该用药治疗就用药治疗。所以目前王大姐你要做的就是调整生活方式，建立合理的饮食结构，调节饮食习惯，选择适合自己的锻炼方法，监测各项指标，避免血糖、血压、血脂等继续升高，引起糖尿病、高血压、冠心病等。"

吴医生给王大姐进行了专业指导，并建议她到临床营养门诊进行营养指导，营养师根据王大姐的饮食喜好及基本状况制订个性化的膳食方案。建议王大姐每日记录体重、饮食及运动情况；避免久坐，规律作息，控制进食速度，足量饮水，避免暴饮暴食，减少在外就餐，减少高糖、高脂肪、高盐食物的摄入；动员全家参与到王大姐的饮食及体重管理行动中来。

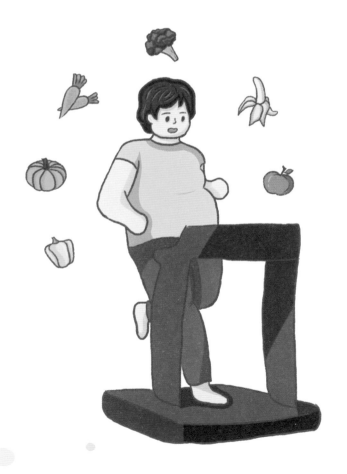

　　王大姐严格按照医生指导进行了行为生活方式的调整及体重管理，尽量在家吃饭，做饭少油少盐，并且积极参加体育锻炼，闲暇时还和老姐妹们一起爬山、跳广场舞。经过 6 个月的调控，王大姐的体重减轻了 10kg。目前王大姐的 BMI 降到了 $23.5kg/m^2$，王大姐感觉身体越来越轻盈，以前爬山气喘吁吁，现在步履轻盈。血糖、血脂、血压等各项升高的指标也降到了正常范围。

　　王大姐现在经常和女儿雯雯去逛街，买漂亮的衣服，穿起来美美哒。邻居经常开玩笑说，母女俩就像姐妹花。

医生有话说

　　代谢综合征是以超重／肥胖为特征并伴有一系列复杂的代谢紊乱的病症，是糖尿病、心脑血管疾病等的危险因素。肥胖是由遗传和环境因素共同作用而导致的慢性代谢性疾病，同时肥胖也是2型糖尿病、血脂异常、高血压、癌症等的重要危险因素。研究发现，雌激素参与脂肪的合成及分布，脂肪数量及体积与卵巢功能有明确的关系，绝经后内脏脂肪的积聚与体内雌激素水平降低有直接关系。科学合理的体重管理是超重／肥胖及相关慢性病防控的基础治疗手段。生活方式干预可以改善超重／肥胖更年期女性游离雄激素指数，降低体重、BMI和胰岛素水平，缩小腰围以及改善生活质量。此外，绝经激素治疗对于减少绝经后腹部脂肪堆积、降低总体脂肪量、改善胰岛素敏感度也是有益处的。我们需要科学管理体重，不是为取悦别人，而是为照亮自己。

（詹燕　熊英）

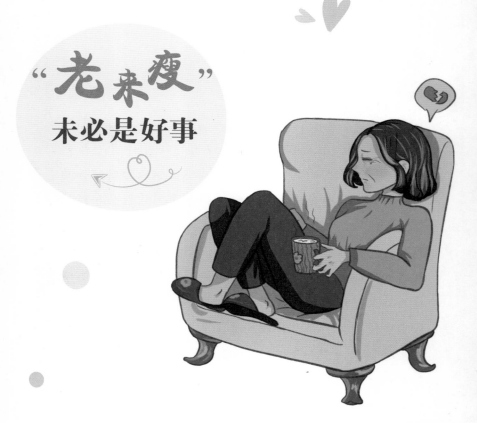

"老来瘦"
未必是好事

　　李女士倒上一杯茶，蜷缩在沙发上，心中莫名感觉空虚寂寞。当家庭主妇很多年了，她已经不知道外面的世界是什么样子。丈夫经营了一家公司，平时比较忙，她全身心投入照顾家庭和女儿的教育上，后来女儿考上省城最好的医学院。女儿上大学了，她心里空空如也，百无聊赖。

曾经的她饮食比较规律，身材一直保持得很好。最近半年，李女士月经开始紊乱了，月经要么提前，要么推后，有时 2 个月才来，月经量也越来越少了。李女士觉得自己的胃口也不好了，一个人吃饭也不香，经常都不想吃东西，晚上睡不着，早上醒得早，体重看着往下掉，原来的衣服都大了，李女士觉得自己快绝经了，但又担心是不是生病了。

想起女儿在医学院上学，晚上李女士和女儿小雨视频聊起了最近的情况。

"小雨，最近妈妈月经有点乱，上个月没来，这个月又来了两次，晚上睡不着，做事提不起兴趣，你爸爸也忙，我是不是更年期到了？你知道我以前很注重身材，体重管理得还不错。可是最近半年体重往下掉，我 160cm 的身高，体重现在只有 45kg 了，起初觉得瘦了是好事，可照这样瘦下去，我感觉身体越来越差了，我这样是不是得了什么病啊？"她详细告诉女儿自己的近况。

小雨问妈妈："妈，你除了睡眠不好，最近有没有潮热出汗？大小便正不正常？"

李女士说道："有，但是不严重，主要就是睡不着，情绪低落，无精打采的，食欲明显下降了。一个人在家，随便吃点就行了，没什么胃口 。我担心是不是生了什么病。"

听完妈妈的话，小雨感觉妈妈是进入更年期了，但是体重确实减轻太多，考虑妈妈会不会有其他问题。联想前面在临床上妇科实习的时候，也学习了更年期疾病的相关知识，于是，小雨趁着周末休息，赶紧给妈妈挂了号，带她去看更年期专科门诊。

李女士把自己的症状向何医生做了详细的介绍："我应该是进入更年期了，睡眠、情绪都不好，主要睡不着又醒得早，情绪低落，吃东西没胃口，体重下降得厉害。请帮我查查是什么病。"

何医生听了后，进行了专业的妇科检查，然后说道："目前考虑你确实有更年期综合征，更年期有可能出现失眠早醒、情绪低落、食欲下降、体重减轻，但也要判断是否合并其他疾病，让我们先做一些筛查。"

李女士连连点头："好的，我也想做一个全面的体检。谢谢你，何医生。"

何医生给李女士开具了妇科及更年期的相关检查，并让李女士做了几个关于抑郁和焦虑的评分量表，还建议李女士到消化内科就诊，排除消化系统的问题。

做完了相关检查，李女士拿到报告后第一时间就去找了何医生："消化内科医生说我消化系统没有什么大问题，你看我这些检查结果有没有问题呢？"

何医生接过李女士手中的检查单，看完后说："李女士，你没有什么大问题，就是更年期到了。你看你的雌激素、抗苗勒氏管激素都很低，FSH升高，这是典型的更年期的激素变化。焦虑和抑郁的评分量表显示你有轻度的焦虑和中度的抑郁。"

何医生接着说道："你没有激素补充治疗的禁忌证，可以考虑激素补充治疗。激素补充治疗能有效减少或消除潮热，改善睡眠质量、情绪和记忆力。如果在激素补充治疗后焦虑和情绪低落情况改善不明显，到时我们可以联合心理医生一起治疗。"

想到胃口和体重骤然下降，李女士问道："何医生，那我瘦这么多是什么原因呢？"

何医生说道："一般随着年龄增加，生理上的变化主要体现在代谢能力下降、肌肉衰减等。这些变化会影响更年期女性摄取、消化食物和吸收营养物质的能力，可能出现蛋白质、微量营养素摄入不足，再加上情绪低落又影响了食欲，长期营养物质摄入不足可能产生消瘦、贫血等问题，降低了身体的抵抗力，增加罹患疾病的风险。"

小雨听了以后问道："何医生，像我妈妈这种情况，我应该怎么做，才能帮助她度过这段时间呢？"

何医生回答道："在一般成年人平衡膳食的基础上，更年期女性应该摄入更加丰富多样的食物，特别是易于消化吸收、利用，且富含优质蛋白质的动物性食物和大豆类制品。积极主动参与家庭和社会活动，积极与人交流。尽可能与家人或朋友一起进餐，享受美味食物，体验快乐生活。进入更年期的女性应积极进行身体活动，特别是户外活动，更多地呼吸新鲜空气、接受阳光照射，促进体内维生素 D 合成，延缓骨质疏松和肌肉衰减的进程。适宜的运动有益健康，可以提高机体脂肪的供能比例，可以改善脂质代谢，对维持正常血压、降低血清胆固醇水平、提高心肺功能都有积极作用。运动还可以改善心理状态，有助于消除焦虑和抑郁。只不过要特别注意的是，更年期女性在运动锻炼中应尽量避免肌肉 - 关节 - 骨骼系统损伤。如果出现心理相关问题，一方面需要依靠家人的陪伴和交流来疏导负面情绪，另一方面可以到心理专科进一步评估，由专业的医生进行治疗。"

李女士和小雨点了点头，何医生接着又说道："一般进入更年期以后，建议定期监测体重变化，可以简单用 BMI

评判。成人 BMI 正常范围为 18.5~23.9kg/m^2，腰围应小于 85cm。根据你的身高和体重计算的 BMI 是 17.6kg/m^2，已经低于正常成人 BMI 的下限。虽然说 BMI 过高可增加心脑血管疾病的发生风险，但 BMI 过低也可增加骨质疏松的发生风险。目前建议更年期女性体重不宜过低，BMI 维持在 20.0~25.0kg/m^2 为宜。进入更年期以后，无论过胖还是过瘦，都不宜采用极端措施让体重在短时间内产生大幅度变化。应分析原因，逐步解决问题，特别是从调节饮食和运动方面，让体重逐步达到正常范围。"

李女士明白了："何医生，那我现在主要通过饮食结构调整和适当锻炼来增加体重，增加肌肉含量吗？"

何医生点了点头，说道："李女士，你现在的 BMI 是 17.6kg/m^2，如果在合理摄入营养的情况下出现体重明显下降，可以咨询临床营养门诊，还可以定期到正规医疗机构进行体检，做营养状况测评，并以此为依据，合理选择食物，预防营养缺乏。另外，建议更年期女性每周至少坚持 150 分钟中等强度的有氧运动，如走路、慢跑、骑车、游泳、跳舞等；每周至少进行 2~3 次肌肉张力锻炼，以增加肌肉量和肌力。

李女士听后放下心来，她和小雨脸上都露出了笑容。

在何医生和营养师的专业指导下，加上家人悉心照料，李女士的焦虑和抑郁得到缓解，增加了适量的体育锻炼，体重逐渐恢复，胃口也渐渐好起来了。她对营养学产生了极大的兴趣，还专门买了《中国居民膳食指南》最新版来学习，指导自己选择有营养的食物进行烹饪。

　　李女士现在是一名运动达人，社区的广场舞团经常出现她的身影。李女士还时不时指导周围老姐妹们如何吃得有营养，如何运动、补钙、补维生素，如何保养身体呢。姐妹们都说李女士是"健康专家"。李女士的体重已经恢复正常，体脂率、肌肉含量等各项指标都正常。

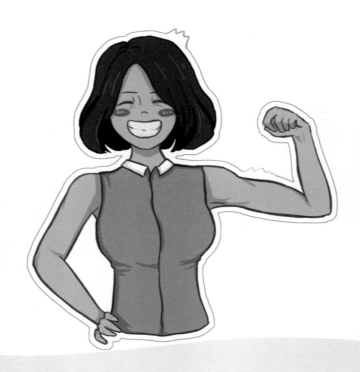

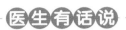

医生有话说

体重是评价人体营养和健康状况的重要指标。女性进入更年期后，随着卵巢功能下降，能量的消耗降低，使得肥胖伴发更年期综合征的发病率直线上升，但也有部分更年期女性出现食欲减退、体重减轻等，可能导致肌肉量减少及骨质疏松的发生风险增加。

膳食平衡和运动是保持健康体重的关键。此外，可以通过鼓励更年期女性积极参加群体活动，保持良好的人际沟通与愉快心情；也可以适度增加身体活动量，增强身体对营养的需求；还可以采取不同的烹调方式，增加食物本身的吸引力来提升食欲；同时应注意钙和维生素 D 的补充，增加营养素的摄入，维持正常的体重。

总之，更年期女性应科学调理饮食，加上适当的治疗手段，适度运动，才能更健康、更美丽！

（詹燕　熊英）

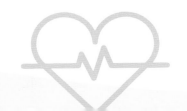

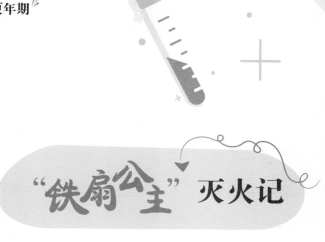

"铁扇公主"灭火记

　　"浩哥，浩哥，那个'铁扇公主'昨夜又来住院了……"晨交班前，小银住院医师焦虑地向主治医师汇报。"啥？以前的症状加重了吗？交班后我们去查房看看！"浩医生若有所思，这个棘手的更年期女性患者，在门诊经多位医生反复诊疗，均未获得好的效果，这是第二次住院了。

　　"浩哥，她大冬天摇着'铁扇'不说，潮热发作时还需加小风扇。"浩医生走到 36 床病房门口，晨间护理小西护士悄悄告诉他。浩医生心头一紧，看来这把"火"真厉害，需要好好灭一灭。

　　"浩医生，你终于来啦，我潮热、头晕，心慌得厉害，昨晚我都担心自己挺不过来……"一进房间就听见患者大叫道。

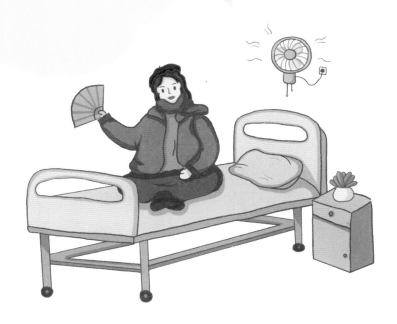

浩医生抬头一看，怔了一下，眼前这张熟悉的面孔，显得特别突兀，口涂大红唇，头戴红贝雷帽，围着红围脖，身穿红棉袄、红棉裙，红袜子，手上的"铁扇"不停地扇动，更让人诧异的是，床头挂着一个充电式小电风扇，正对着盘腿而坐的"铁扇公主"猛吹……

　　浩医生纳闷了，3个月未见，这一火红系列穿戴，大冬天摇着"铁扇"，吹着电风扇，难道上次的治疗效果不好，症状又加重了？

"这次哪里不舒服，很严重吗？大晚上的急诊来住院？"浩医生和蔼地看向患者，仔细询问患者情况。"哎呀，浩医生，你不知道，我早就想找你了。你看嘛，我一天动不动就突然发热，脸上发烫，冒汗，现在下身也灼热不适，昨晚头晕，心慌得厉害，我觉得我快不行了……"说着说着她提高了分贝，似乎怕浩医生听不到，"我觉得我心慌得厉害，吊不起气，我再不来，恐怕你们就见不到我了，我都觉得自己没得治了。""铁扇公主"抹着眼泪诉苦。

"别哭，慢慢说有什么问题，我们给你想办法，上次给你开的药吃完没有呀？"浩医生递上纸巾，温和地问道。"铁扇公主"立即停止哭泣，激动地说："浩医生呀，你给我开的那个药是激素，他们都说不能吃，吃多了要得癌症。"

浩医生解释道："你不听医生的，听他们的，怎么能好？这是女性激素，因为你已经绝经了，现在身体缺乏雌激素，雌激素水平低下才导致目前的各种不适，所以缺什么补什么，只要在医生的管理下，维持体内雌激素水平在安全合理的水平，用药都是安全的。你现在情绪不稳定，激动、易怒也都是低雌激素惹的祸呀。当然，今天你还要配合完善几项检查，科室会组织医院相关临床专家会诊，为你制订一个更好的治疗方案。我们很重视你的健康问题，后续关键是你要配合！"

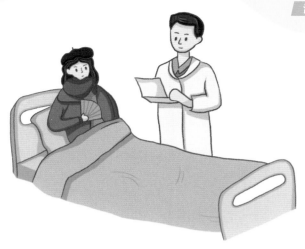

"浩医生，我以后全听你的。只有你才能解决我的问题。"

"好的，鉴于你既往多次就诊情况，考虑这些症状多是停经后才出现的，目前已经持续 1 年多了，最近症状明显加重，你这次及时来是正确的选择，后续主要还是配合医生坚持用药，才能真正药到病除。当然，必要时也要勤来我们的更年期专科门诊和我们的医护人员聊聊天，多沟通交流才行……"浩医生轻言细语地说。

"浩老师，这次患者检查需要注意什么呀？"走出 36 床病房，小银医生认真地问道。"患者是绝经 1 年多的女性，情绪急躁，焦虑，现在心慌，心胸憋闷，有阵发性潮热，会阴灼热疼痛。你需要仔细询问病史，查体，排除其他导致焦虑、心慌、胸闷等症状的疾病。目前妇科彩超及妇科查体未发现内外生殖系统器质性病变，患者入院血压、心率异常，建议完善 24 小时动态血压监测、24 小时动态心率监测、更年期

Kupperman 评分、焦虑量表（SAS）评分、抑郁量表（SDS）评分。检查结果出来后立即组织一个全院多学科的会诊，请身心医学科、中医科、心血管内科、内分泌科等会诊，制订一个综合方案。另外，给护士长说一下，加强患者住院期间的宣教……"

"浩老师，这个'铁扇公主'的打扮好奇葩，真不愧是红孩儿的'娘'，感觉更年期真的好可怕，更年期女性好可怜。"紧跟小银医生的实习生娟娟感叹道。

"对啊，更年期女性绝经后随着雌激素水平降低，会产生多种更年期症状，主要为月经紊乱，血管舒缩症状（潮热出汗），尿频、尿急等泌尿系统症状，阴道干涩、烧灼痛，性交不适、疼痛等，部分患者还伴发有认知功能低下或其他情志疾病。大部分女性均能自行或在妇科内分泌医生指导下用药后顺利地度过这个阶段，但是一部分女性因个体因素可能出现中重度焦虑、抑郁症状甚至其他身心疾病，严重者甚至危及生命。今天这个患者就是因为更年期症状长期持续存在，加重了躯体焦虑症状。这类患者就需要更多的耐心、更多的关爱，多学科一起管理，共同扑灭更年期的这把'火'。只要我们在工作中对患者科学宣教，患者积极配合治疗，'铁扇公主'也会平稳、健康、优雅地度过更年期！"

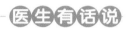

医生有话说

　　雌激素减少导致的更年期综合征严重影响了女性的生活质量。更年期女性应该积极进行自我调适和管理，同时在医生指导下采取一定的治疗手段改善更年期症状。另外，家庭也要给予女性更多的关爱，社会给予更多的包容。作为医务人员，应主动学习与更年期女性沟通的技巧，为更年期女性及家人提供心理健康教育，帮助她们建立健康的生活方式、增加社会支持、提高自我心理保健能力等，使她们达到身体和心理的最优状态，增强对自身和环境的适应能力，减少心理问题的发生。让我们共同助力绝经女性平稳度过更年期，享受更有品质的中老年生活。

（罗爽　徐小娟）

更年期的 难言 之痛

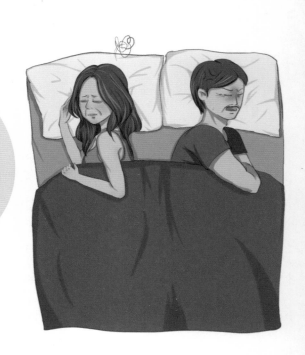

　　这是一个曲折但拥有美好结局的故事。

　　一天，某三甲医院更年期专科门诊迎来一位愁容满面、唉声叹气的女士。50多岁的刘女士，皮肤白皙，身形苗条，风韵犹存，看不出是病人。可她表情痛苦地说："医生，我该怎么办啊？我才50岁，阴道干涩、疼痛，像火烧一样，完全不能有性生活，一天比一天严重，每次性生活就像受刑一样。可偏偏老公还不理解，经常和其他女人勾勾搭搭。我想离婚，他还说我无理取闹。这样的生活怎么过啊！"医生一听，对刘女士的病情已经略知一二，在更年期专科门诊中这类患者还真不少，但刘女士心理负担不轻，医生赶紧先拉着她的手安慰一番，并仔细询问病史。

医生："请问您这种情况有多久了？还来月经吗？最后一次月经是什么时间？"

刘女生："医生，我早就不来月经了，43岁就绝经了。大概在2年前开始出现这种情况的，而且越来越严重。"

医生："43岁就绝经了。绝经后您去医院检查过吗？"

刘女生："这个还需要检查？月经不来就不来，省去了麻烦，不用卫生巾，也节约啦！"

医生："中国人平均绝经年龄为50岁左右，绝经时间太早或太晚都不好，45岁之前绝经在医学上属于早绝经。绝经伴随着雌激素水平下降，可能带来您说的这些症状。另外，您的白带多吗？有没有潮热、烦躁、失眠、全身酸痛呢？"

刘女士："我阴道很干涩，基本上没有白带。最近2年开始反复出现阴道灼热疼痛，性生活也困难。潮热原来有一点但不严重，现在基本没有了。对了，我睡眠不好，睡眠浅，容易惊醒，醒后难以入睡，特别折磨人。有时心累胸闷，我性子急，莫名发火烦躁，又很脆弱，经常想哭，常常觉得活着没意义。我自己都觉得矫情，我儿子很出色，先生对我也好，咋就高兴不起来呢？"

医生："除了这些症状，大小便正常吗？"

刘女士："医生，自从阴道干涩以来，小便变得频繁了，而且总有尿不尽的感觉，有时下腹隐痛。起初我以为是有炎症，但每次去医院化验白带、小便，并没有大问题，偶尔用点阴道塞药、口服消炎药，就会好点，停药后隔段时间又复发。一直没治好，真愁人。"

医生："您这种症状，首先考虑和绝经有关，我们先做了解更年期症状的评分，也就是 Kupperman 评分，以及睡眠和心理评估，了解您更年期综合征的严重程度，如果没有禁忌证，可以通过绝经激素治疗来解决您的问题。您有没有糖尿病、高血压？最近体检什么时候做的？有没有做'两癌'检查？是否抽烟、饮酒？"

刘女士："近二三年都没有做体检，平时路过社区卫生院，测测血压、血糖，都正常。"

医生："今天除了做妇科检查了解您的泌尿生殖道情况，其他相关检查也要做，包括白带常规、尿常规、肝肾功、血脂血糖、宫颈癌筛查、乳腺 B 超和钼靶、妇科 B 超、肝胆脾肾 B 超、骨密度检查等，既了解您身体有没有毛病，也看看有没有用药的禁忌证。"

刘女士："好的，医生，听您的安排，希望早点解决我的问题！"

刘女士做好各种检查后又回到诊室，医生仔仔细细查看完各种检查报告，对刘女士说："您的更年期症状评分 28 分，属于中度，需要干预。妇科检查发现您的外阴阴道萎缩明显，阴道壁点状出血；白带检查、尿检提示没有炎症；睡眠和心理评估显示您存在睡眠障碍和中度焦虑、抑郁。您身体出现的这些不适是绝经导致的，医学上称之为更年期综合征和绝经生殖泌尿综合征。今天，您来更年期专科门诊就对了，说明您重视自己的健康，有很多和您类似的更年期女性不好意思来看医生，觉得性生活问题羞于开口，部分女性认为这是更年期正常现象，忍一忍就过了。其实这些症状是可以通过激素治疗来改善的，进而提高生活质量和健康状态。"

"什么是激素治疗呢？"刘女士急切地问。

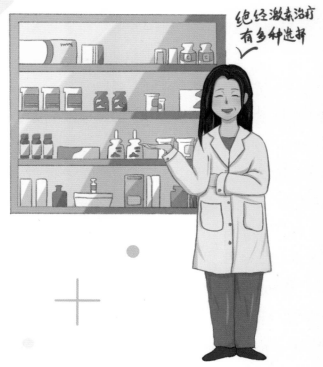

绝经激素治疗有多种选择

"激素治疗是目前国内外指南推荐的针对更年期综合征最有效的治疗方法。"医生耐心地解释道："目前您的检查提示没有激素用药禁忌证，因您既有全身症状又有泌尿生殖道局部症状，可以先选择全身用激素药，治疗后如阴道干涩、尿频、性生活障碍等改善不大，再加用局部药物。另外，要注意调整生活方式和心理状态，适当运动，可以去跳跳广场舞，还应早睡早起，饮食方面注意营养搭配。激素治疗对于乳腺癌和血栓是有一定风险的，因此用激素治疗一定要定期复查，第一次复查是 1 个月以后，到时候可以带上您老公一起过来。"

刘女士不停地点头，说："好的！我听过您的讲座，激素的好处和副作用都知道。您先开药，我用 1 个月看看效果。谢谢您啦，医生！"

1 个月后，丈夫陪同刘女士来院复查。"医生，太感谢您啦！"她丈夫迫不及待地说："您开的药真管用，这 1 个月她好多了！这几年她太折腾了，不睡觉，脾气暴躁，疑神疑鬼，一天到晚怀疑我和别的女人有关系，要抛弃她。我不能和其他女性说一句话、打一个电话，哪怕是为了工作，家里吵得鸡犬不宁，再不治疗我都崩溃了，这个家迟早被她吵散。年轻的时候她又漂亮又贤淑，这两年变得我都不认识了，多亏她找对了医生，开的药管用，这个月我的日子好过多了。"旁边的刘女士不好意思地笑了。

医生再次耐心地对刘女士和她的丈夫科普了更年期综合征产生的原因、常见症状以及自我保健方法，特别强调了家庭支持、丈夫理解体贴对女性平稳度过更年期的重要性。医生也了解到经过 1 个月的激素治疗，刘女士睡眠好转，阴道灼痛、尿频等症状明显改善，建议坚持治疗，但告诫她一定要3个月、6个月、1年定期复查。

　　3个月后，刘女士穿着大红风衣，扎着高马尾，又来复诊了。她步履欢快地走进诊室，面孔白皙红润，两眼也泛着光芒，这状态与以前愁容满面的她判若两人。她春风满面地说："医生啊，您不仅治好了我的身体，而且还治好了我的心病，您看我现在的状态多好，睡得好、吃得香、心情好，以前的那些症状全部消失了，关键问题是现在性生活比较和谐，也不天天盯着老公了，儿子说我们家好久没这样温馨了。"医生也满眼欢喜地看着刘女士，开心地说："我们的工作就是维持更年期女性应有的风采，让你们更健康、更美丽、更从容！"

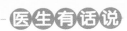

医生有话说

　　绝经生殖泌尿综合征（GSM）是女性绝经后，雌激素和其他性激素减少导致的泌尿系统、生殖道及性三方面的症状，主要症状是外阴阴道干燥、瘙痒、疼痛、反复老年性阴道炎，以及尿频、尿急、夜尿增多、反复尿路感染、性交困难等。随着年龄增加、绝经时间延长，症状会逐渐加重。患绝经生殖泌尿综合征的绝经后女性，首选阴道局部雌激素治疗；更年期全身症状明显，同时合并绝经生殖泌尿综合征者，系统应用绝经激素治疗（MHT）可使绝经生殖泌尿综合征得到缓解，若缓解不明显可联合阴道局部低剂量雌激素治疗。研究显示，阴道保湿剂、阴道雌激素、激光治疗、盆底肌训练、盆底电刺激、手术治疗等多种方式可以有效治疗绝经生殖泌尿综合征。个体化治疗和长期管理非常重要。在排除激素使用禁忌证后，绝经激素治疗仍然是最有效的治疗方式，特别是对于45岁前早绝经患者。

（张丹）

更年期
避孕的那点事

　　张阿姨是社区广场舞的领舞，每天晚上 8 点准时带领 20 人的队伍在小区楼下"摇曳生姿"，将中国风的广场舞跳出别样风味，而今已 46 岁的她依旧神采飞扬。在休息喝水的空当，姐妹们聚在一起，经常讨论各种家长里短。

　　"我最近不太对劲，两个月都没来'大姨妈'了，这三四个月以来怕热得很，尿频，还老是失眠，就算是阴雨天我也会背心发汗，常被热醒。我见到家里那位就气不打一处来，烦躁，非得吵两句，不然心里窝火。就连出差才回来的孩子都说我没以前温柔，脾气暴躁了许多。哎，可我就是控制不住自己，你们也有这种情况吗？我这是不是要回经啦？"姐妹们异口同声道："你怕是要绝经喽。"杨阿姨打趣道："没事，咱们一起跳舞时可以发泄和缓解一下情绪嘛。不过'张领舞'，我们手脚比你笨，动作不规范时，你可温柔点训。"众人大笑，张阿姨也眉开眼笑道："我最近虽然胃口不咋样，但长胖了，尤其是腰腹这一块，那我们还是接着来锻炼吧。"

然而不久后，奇怪的事发生了，一向守时的"张领舞"却一连缺席了几日的广场舞。一众姐妹们都很诧异，杨阿姨按捺不住上门叫她，敲门后是家里保姆开的门，说张阿姨今日起床后恶心、呕吐，这一周食欲都不好，家里人担心她是不是老毛病胃病又犯了，就带她去医院了，还没回来。刚来电话说是可能要做手术，不用做晚饭了。杨阿姨听闻后连忙告知了舞团的姐妹，大家合计着来看看张阿姨。

次日晚杨阿姨和李阿姨作为代表来探望张阿姨。

"听说你动手术了，没啥大碍吧？"李阿姨关切地问。

只见张阿姨忸怩半天，红了脸说道："这个不知如何说起，太难以启齿。"

"怎么了，严重吗？"杨阿姨担心地问："看你平时身体多硬朗，你这一缺席大家都心不在焉的，有啥我们可以帮助的，你就敞开心扉地说，别有顾忌。"

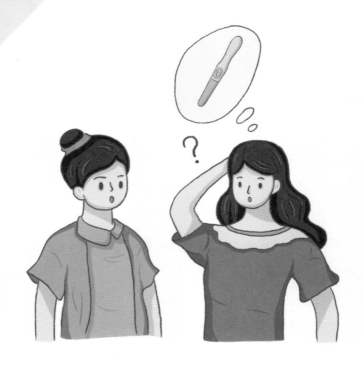

张阿姨闻言感动万分，思索了片刻道："其实我怀孕了，才做了人流手术。"

"什么！"两位阿姨大吃一惊："咱们这把年纪了还能怀孕啊，不是都快绝经了吗？"

张阿姨附和着说："是啊，我也觉得不可思议，我这几日恶心、干呕得厉害，担心是不是胃病，就和家人去了医院。我们先在消化科检查，排除了胃病的可能，当时医生建议我去看妇产科排除怀孕，我觉得离谱，但最终还是去挂号看了一下。结果拿到查血报告和 B 超就傻眼了——确实是怀孕了。

当时医生很有耐心，给我讲述更年期会怀孕是正常现象，让我不要有心理负担，并提醒我更年期怀孕的风险要比育龄期大。由于进入更年期后，各个器官都在走下坡路，孕期发生高血压、糖尿病、流产、早产等的风险增加，而且我这个年龄胎儿发生染色体异常的比例也显著增加。"

张阿姨喝了口水，继续补充道："所以当时和家人商量后还是决定做人工流产手术。手术前医生又告知了我相关手术风险和避孕方式，说是我这个年龄段手术属于高危型。不仅手术危险，术后出血、感染什么的风险也高。医生反复叮嘱我一定要做好避孕。"

李阿姨点点头说："是啊，我也是年轻时才生了女儿就意外怀孕，做流产手术时安了环。安环可方便了，对我的生活没有什么影响，而且我再也没有担心过怀孕。"

张阿姨说："是的。医生说我平时有痛经，月经量也比较多，可以安个什么药物环。那环叫什么来着？有点记不清名字了，当时我女儿陪我一起听的，叫啥来着啊，闺女？"

"人家医生说的是左炔诺孕酮宫内缓释系统，我专门记了一下，这种节育环既可以避孕，也可以释放药物在体内缓解你的痛经，治疗月经量过多。"张阿姨女儿给两位阿姨递上茶水后回应道。

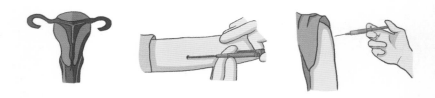

　　"对对对，就是这个。这上过大学的就是比我记得住。可别说，这医生不仅技术好，态度也非常棒。我手术进行得非常顺利。关于避孕，医生从门诊到术前都多次跟我强调。医生也不忘再三叮嘱有啥异常一定及时说，有疑问及时问，还顺道给我普及了更年期避孕的知识。你再给阿姨们说一下医生说的呢？"张阿姨把女儿拉到身边说。

　　"好，我把记的笔记念给大家听。医生说这更年期避孕不能盲目，要结合自身情况，一般 40 岁以上更年期女性推荐长效的避孕措施。这个长效就是指避孕效果维持时间长，包括宫内节育器（也就是刚刚你们提到的"安环"）、皮下埋植剂（简称"皮埋"）、长效避孕针。其中含铜节育环是我国妇女应用最多的避孕措施。一次放置可以管 10 年。如果有月经多、痛经症状，可以使用含左炔诺孕酮的避孕措施，也就是推荐我妈妈安的那种药物环，里面的药物可以发挥作用 5 年，因此，一般建议 5 年更换一次。接下来还可以选皮下埋植剂和注射药物来避孕。皮下埋植剂指将一个含有避孕药物的硅胶管植入手臂皮下，通过药物缓慢释放来发挥避孕作用，一般有效期是 3~7 年。避孕针也是利用避孕针里面的孕激素来发挥避孕作用的。根据避孕针的剂量，一般每三个月或每月注射一次。这几种含有孕激素的避孕方式，不仅可以避孕，还可以改善痛经，保护子宫内膜。"

"我和老伴平时都用避孕套避孕。好闺女，避孕套能用不？怎么没有听你提呢？"杨阿姨问道。

"避孕套属于次要推荐的避孕方式。因为它的避孕效力比刚才提到的几种避孕方式低。如果没有坚持和正确使用，很容易避孕失败导致意外怀孕，因此医生没有首要推荐。但是避孕套有一个其他避孕措施都没有的优势，就是可以预防性传播疾病，并且对女性体内的代谢也没有影响。因此对于不愿意或者不适合使用上面提到的长效避孕措施的女性，避孕套也是可以选择的避孕方式。但医生强调一定要每次性生活时正确使用，如出现破裂或滑脱，应采取紧急避孕措施。最后，没有生育需求的更年期女性还可选择做男女性绝育手术，即输卵（精）管结扎手术。"

"原来有这么多方法用来避孕啊。本以为上了年纪可以懈怠了，看来也丝毫不能放松啊。"杨阿姨说道。

李阿姨也连忙说："那我可得好好保住我的节育环。"

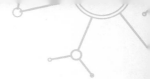

"李阿姨，刚刚您不是说您是生完女儿后安的环吗？那岂不是有 20 多年了？"张阿姨女儿问道。"医生说环都是有有效期的，含铜宫内节育器有效期是 10 年。您的环到期以后应该到医院及时更换。"

"嗯嗯，大闺女，你说得对。这过期的食物吃不得，过期的环肯定也不能用。赶明儿我就去把环换了。这次换一个环，可以再管 10 年，再取时我都 57 岁，也差不多了，哈哈。"李阿姨手一拍，就这么决定了。

"阿姨，57 岁再取环是不行的，医生说了，绝经一年之内就要取环，否则绝经后子宫萎缩、宫腔变小，若不及时取环会造成以后取环困难，也可能会出现环移位、嵌顿甚至子宫穿孔。所以千万不可大意啊！"张阿姨女儿听闻后连忙拉住李阿姨道。

"这样啊。幸亏你提醒我，这小小的环可大有学问啊！"，李阿姨一手拍着脑袋，一手握住大闺女的手说。

"那明天我陪你一起去吧，就去老张说的医院，咱信得过。赶明儿也分享给舞团的其他姐妹，让我们夕阳之花也能无忧绽放！"

"好！"

"好！"

"好！"

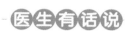

医生有话说

　　女性进入更年期后，卵巢功能逐渐衰退，卵泡减少直到完全耗竭。在此过程中，仍然有卵泡发育与排卵。一旦女性有排卵就有怀孕的可能，高龄女性受孕后流产、滋养细胞肿瘤、妊娠合并症等异常情况增加。因此，避孕仍然不容忽视。对于没有生育要求的更年期女性，首要推荐长效可逆的避孕措施，如宫内节育器、含左炔诺孕酮的宫内缓释系统、皮下埋植剂、长效避孕针。次要推荐避孕套避孕，应知晓每次性生活时均正确使用。建议患者及其配偶根据避孕需求以及自身（疾病）特点，咨询专业医务人员选择最佳避孕方式。在不断评估避孕措施利弊后，坚持使用避孕措施至绝经（即距最后1次月经1年且未受孕）。

（严艺云　程萌）

打了宫颈癌疫苗
还会得癌吗？

  我是一名临床工作 15 年的妇科医生，不管是在门诊还是生活中，经常有更年期的姐妹问我宫颈癌可不可防，可不可治？有的恨不得每半年检查一次，有的认为自己没有症状不愿意检查，还有的认为接种了疫苗，就没有必要做宫颈癌筛查。

  门诊来了一个神情异常紧张的病人——张阿姨。轮到她就诊时，她刚跨进诊室就激动不已："医生，你看看我是怎么啦？请帮我看看吧。我都绝经一年多了，最近我和爱人同房，下面突然出血了，偶尔还有腥臭味的液体排出，该不会是癌症吧？我可是花了大价钱在香港打了疫苗的，可是百度上又提示这些症状可能是宫颈癌，我害怕死了。"

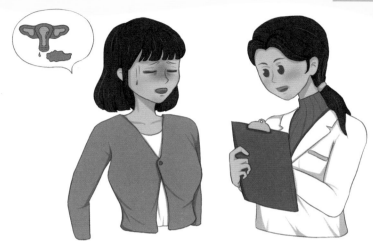

我安慰道："不用紧张，让我看看。您做过其他检查吗？都可以给我看看。"

"没有。"

我耐心地问："请问您多少岁？最近 1 次宫颈癌筛查什么时候做的？您爱人有特殊疾病吗？"

她不好意思地说："医生，我 50 岁了，我们那个年代结婚都很早，我 16 岁就结婚了。后面因为夫妻关系不是很好，我 30 岁就离异了。现在是二婚，没听他说有什么病。15 年前我第一时间去香港接种了宫颈癌疫苗（HPV 疫苗），想到不会得癌就再也没做过宫颈癌筛查。"

"其实接种了 HPV 疫苗还是需要定期筛查的。"

她带着一丝愧疚："医生也说过，不过我的姐妹们都说宫颈癌疫苗可以预防癌症，既然接种了就不会得癌了。"

我说："这是错误的。目前所有的宫颈癌疫苗无法覆盖所有的 HPV 型别，也无法确定是否能提供终身的免疫状态，因此接种 HPV 疫苗之后，还需要进行规范的宫颈癌筛查。"

她接着说："现在终于遇到个可以过日子的老伴儿，前几年我们结婚了，生活也安稳了。所以自己很害怕得病啊！怕自己走了，留老伴一个人。唉！"说着说着，张阿姨流下了眼泪。

我说："您现在确实存在一些高危因素。比如性生活过早，不过你也不用太担心，我先给您做个妇科检查吧，包括宫颈癌筛查。即使有病变，只要我们发现及时，积极治疗，效果还是很好的。"

张阿姨连忙说："好的，医生，我相信你！"

接下来我一边进行妇科查体，一边给她讲解："宫颈癌是女性，尤其是更年期女性最常见的妇科恶性肿瘤。它的主要发病原因是高危型 HPV 持续感染，现在的疫苗可以有效保护大部分女性免受最主要的致癌 HPV 感染和宫颈癌的危害，但疫苗也不能 100% 保护，筛查还是有必要的。"

妇科检查完毕，她异常紧张地问道："医生，我是不是得了宫颈癌？"为了安抚她紧张的情绪，我放慢了看诊速度，耐心地告诉她："单从妇科检查我们是不能诊断的，您的宫颈看上去是轻度糜烂样改变，有接触性出血。诊断宫颈病变要采用三个步骤，就是医学上说的宫颈癌三阶梯筛查，包括宫颈细胞学和（或）HPV 检测、阴道镜检查、组织病理检查。第一步是宫颈细胞学和（或）HPV 检测，它可以发现医生眼睛不能看见的宫颈病变，这是最初也是必需的步骤，但筛查结果只能提示是否可能存在异常，并不能确诊是否已有病变。第二步是阴道镜检查，当宫颈细胞学和（或）HPV 检测提示异常时，需要行阴道镜检查以明确宫颈病变部位，指导活检位置。第三步阴道镜下取宫颈组织做病理检查，病理检查才是确诊这个疾病的金标准，治疗方案的选择也主要依据病理检查结果。"

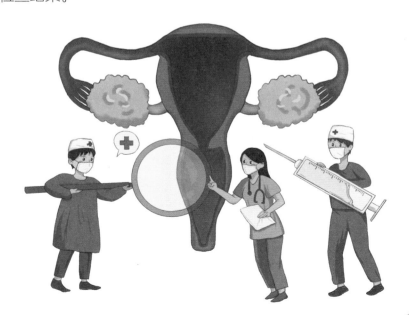

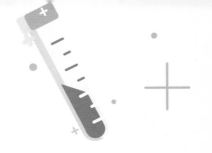

　　详细解释疾病相关检查后，我告诉她一定要引起重视，耐心等候结果，按时复诊。

　　她离开之前我们加了病友微信群。在等待结果期间，每天她都会通过微信留言询问结果，表达自己的担心。我也会抽空在微信群里面推送一些宫颈癌的防治知识。

　　接下来的时间里，张阿姨依从性很不错，及时取报告和复诊。一番检查下来，提示她是宫颈癌 IA2 期。接下来她就住院进行了手术治疗。

　　考虑她的分期和年龄，最终我们为其实施了广泛性子宫 + 双附件切除术及盆腔淋巴结切除术。经过积极治疗，张阿姨顺利出院。出院时，我反复叮嘱她一定要准时复查。复诊时间是出院后 1 个月，手术 2 年内每 3 个月复查 1 次，3~5 年内每半年复查 1 次。第 6 年起，每年复查 1 次。阿姨一边耐心听一边激动地说："谢谢你，医生。我虽然生病了，但是很幸运遇到你这么有耐心的好医生，不仅为我做了手术，还详细解答了我的所有疑问，我一定按时复查，珍惜以后每一天！"

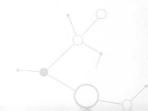

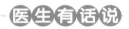

医生有话说

导致宫颈癌的主要原因是高危型人乳头瘤病毒（HPV）持续感染。目前宫颈癌采取三级预防策略。宫颈癌的一级预防主要是健康生活方式、安全性行为和接种 HPV 疫苗。目前国内可以选用的有二价疫苗、四价疫苗和九价疫苗，适用 9~45 岁女性，均具有良好的安全性和有效性，但不能 100% 预防宫颈癌的发生。二级预防是宫颈癌筛查和对确定为宫颈癌前病变患者及早进行治疗。建议适龄女性定期做宫颈癌筛查，包括宫颈细胞学检查和（或）HPV 检测等，接种了疫苗仍然要定期进行筛查，确诊宫颈癌前病变要及时规范化治疗。三级预防是宫颈癌的规范化治疗，主要措施是根据宫颈癌临床分期开展适宜的手术、放疗、化疗及姑息治疗。

（刘冬月　杨丽）

有一种痛，叫慢性盆腔痛

李阿姨，54岁，退休后一直和老伴帮儿子照顾3岁的孙子，含饴弄孙，共享天伦。本来一家人的生活非常幸福而充实，但近大半年来李阿姨却被一个问题折磨得苦不堪言。

李阿姨年轻时偶尔出现腰骶部酸痛，休息后好转，未在意，这三年似乎痛得更加频繁一些，可是孙子带来的快乐让她无暇顾忌自己的

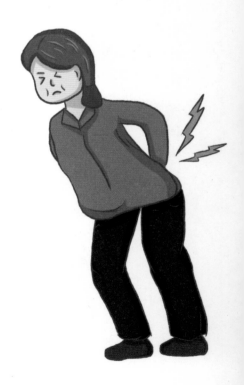

疼痛。大半年前，在一次弯腰抱起大胖孙子的过程中，她突然感觉腰背处一扭，持续两秒后只觉胀痛明显，牵扯到大腿根部、左下腹疼痛，腰直不起来，孙子也差点摔地上。

李阿姨忍不住吆喝道："快来人啊，扶我起来！"老伴和儿子赶紧把李阿姨送到当地医院，怀疑椎间盘膨出，经过按摩、理疗等治疗，李阿姨虽然腰痛渐渐好转，但疼痛没有彻底消失，从此就开始漫漫寻医路。

李阿姨三天两头出现下腹、会阴及腰骶部坠胀不适、隐隐作痛，伴有便意，像年轻时月经要来一样，又比那种痛的程度严重。劳累时、性生活后疼痛又会加重几分。起初发作还比较稀疏，一个月发作两三次，每次持续一到三天，能自行缓解，后来发作日渐频繁，到最后，李阿姨几乎每天都与疼痛做伴，腰直不起来，走路也需要扶着腰，更别说抱孙子了。看着可爱的小孙子，李阿姨唉声叹气。李阿姨在家人和朋友的介绍下，四处寻医，先后于妇科、泌尿科、消化科、骨科等多个科室就诊，被诊断为"盆腔炎""尿路感染、膀胱炎""腰肌劳损"等，反复抗生素治疗、针灸推拿治疗，当时似乎能减轻症状，但过两天又回到治疗前状态。

每次医生都让描述怎么个痛法，可李阿姨却不知道该怎么形容。这种痛也不是特别痛，就是隐隐作痛，伴坠胀不适，让人坐立不安，仿佛时刻提醒你它的存在，甚至影响到李阿姨的食欲、睡眠。病久了，整个人的状态就不好，难免胡思乱想。她百思不得其解，医学这么发达的现代社会为啥就治不好她的"痛"？难道是身患不治之症？李阿姨变得寡言少语，越来越沉默，家里人见状，担心她是不是精神出了问题，准备带她到精神科查一查。李阿姨愤怒地拒绝道："你们才有神经病，一点不了解我的痛苦！"因为她清楚地、真切地感到痛，而不是想象的痛！一家人就这么陷入了纠结、痛苦的漩涡。日子一天天地流逝，李阿姨的痛一天天地加重……

"老同学，我来看你啦！"初夏的一天，李阿姨幼时的闺蜜来找她叙旧，闺蜜一把拉住李阿姨的手，吃惊地说："亲爱的，你怎么这么憔悴，身体出问题了？"

这一问不要紧，李阿姨像个孩子一样大声哭出来，好像要把这半年的痛苦全部哭诉出来。闺蜜抱着李阿姨等她哭个痛快，然后两人说起了悄悄话。说到最后，只听性格爽朗的闺蜜大笑道："我说老姐妹啊，我还以为多大个事。告诉你，我前两年也是反复下腹隐痛，和你一样。最先我到妇产科去看，诊断是盆腔炎、尿路感染，可是吃药不见好啊。后来我请教了我的邻居梁医生，她建议我到更年期专科门诊看看。在更年期专科门诊，经过多学科会诊，考虑是'盆底肌痉挛综合征'引起的下腹隐痛，经过生活习惯调整、盆底手法治疗，到现在也没复发过，说不定啊，你也是这种情况呢！"

在闺蜜的陪同下，李阿姨将信将疑地来到了更年期专科门诊。医生从李阿姨的病史中了解到李阿姨在生活中有两个不太好的习惯：一是特别喜欢"跷二郎腿"，二是喜欢抱腿坐。只要坐着，不是"跷二郎腿"就是抱膝在胸前，屈曲髋关节。这两个动作容易造成脊柱变形、臀部和盆底肌筋膜痉挛，导致慢性盆腔痛。

基于这样的病史特点，医生做了详尽的妇科检查和外阴阴道疼痛评估，开出了整体肌骨评定、骨盆 X 片、腰椎骶椎核磁共振等检查，结果发现李阿姨闭孔肌痉挛，并存在明显

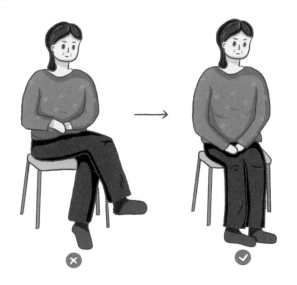

触痛点，骨盆周围的肌群存在明显压痛，骶髂关节紊乱。结合病史、体征、辅助检查，考虑李阿姨的疼痛是由盆底肌肉（双侧闭孔肌）和筋膜痉挛导致的，并排除了腰椎间盘膨出。

疼痛的元凶找到了，治疗变得相对容易。医生给李阿姨制订了详细的治疗方案：首先改变不良坐姿，杜绝"跷二郎腿"和抱腿坐。其次进行盆底肌放松治疗和肌骨系统物理治疗。3次治疗结束后，李阿姨欣喜地发现夜间疼痛较前明显减轻，不再辗转难眠，可以整夜睡觉了。5次治疗结束后，白天的隐痛也神奇地消失了，李阿姨发自内心地感慨："我终于又可以挺直腰杆堂堂正正做人、踏踏实实走路，如同获得了新生！"

李阿姨从此开启了生活的新篇章，没有疼痛，没有烦恼，良好的睡眠带给她充沛的精力，晨起锻炼身体，到幼儿园接送孙子，给家人做做饭，自己身心舒畅，家人也和睦快乐！

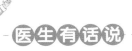

医生有话说

　　慢性盆腔痛（CPP）是指盆腔、前腹壁（脐周或脐下）、腰骶部或臀部的非周期性疼痛，持续6个月以上，常引起功能障碍，需要药物或手术治疗。慢性盆腔痛病因复杂，盆底肌筋膜痛和间质性膀胱炎是重要因素，但是常常被忽略和误诊误治。良好、健康的生活习惯和肌筋膜手法放松等康复治疗是重要的治疗措施，严重者可联合药物、神经阻滞、手术治疗。对慢性疼痛治疗效果的评定：综合生活质量提高和疼痛缓解，疼痛程度下降30%～50%即认为治疗成功。健康、积极、乐观的心态对疼痛缓解有较大促进作用。另外，有这种疾病困扰的患者不要慌乱，一定要到正规的医院寻求专业人士的帮助，接受多学科诊疗。

（张丹　曹武婷）

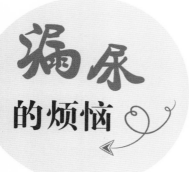

漏尿的烦恼

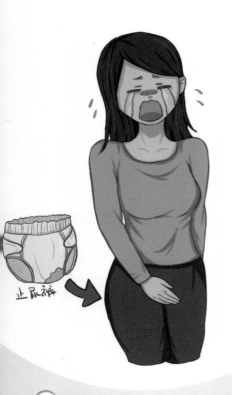

止尿裤

当遇到有人咳嗽、大笑或是打喷嚏时，小便就无法控制流出的尴尬场面时，您会怎么想呢？或许您会说："憋住啊！为什么要那样出丑呢？成人自制力还是应该有的。"可是我们的小便真的是说憋住就能听话地憋住吗？答案是不一定。

作为一名妇产科医生，上盆底门诊时也曾看诊过许多尿失禁的病人，其中，一位具有典型症状的 50 岁左右的李女士给我留下了深刻的印象。

我按常规请她排完小便后进行妇科检查，在要求她褪下裤腿时，李女士面露难色，缓缓吐出几个字："医生，我，我，我穿着尿不湿。"

我温柔地说："没事，不用害怕。我只是给你做检查，只有检查清楚，才能明确诊断，制订更好的治疗方案！"

李女士面露尴尬，但仍缓缓褪下裤腿。

然后，我耐心地讲："来，躺下来，跟着我说的做，深吸气，屏气，向下用力……"在腹部压力逐渐增加的同时，尿液顺着大腿内侧不断地往下流。

她看着我，哽咽着说："医生，求求您，救救我吧！我不想一直这样生活下去！我的尿根本就控制不住，每天都只能靠尿不湿。"

我问："这样的情况什么时候开始的呢？"

李女士："我生过2个孩子，刚生完老大就偶尔有漏尿，生完老二频繁些，但只有在剧烈咳嗽、跳绳的时候才有，自己也就没太在意。可是随着年龄的增长，这样的情况越来越严重了。现在我连家门都不愿意出了。"

她的丈夫在旁连连摇头，也说出了自己的无奈："医生，我们是小地方来的，也去了不少医院，都没治好。我爱人本是个很热爱生活的女人，她每天都会跟着社区的老师跳跳舞、唱唱歌。原本生活是很惬意的，随着漏尿的症状不断加重，现在的她门都不愿意出了。她说怕别人闻到她身上的尿味嫌弃，成天躲在家里，像变了个人。看她变成这样，我也很难过。"

李女士："现在别说唱歌，大声说话都会漏尿，一动就漏，我哪里还敢出门啊！"

丈夫："我们通过多方打听，知道你们医院有这样的专科，看到宣传的内容，和她的症状很像，就来了。医生，求求您，一定要把我爱人治好啊！我们全家都会感激您。"

看到夫妻俩渴望的眼神，我说："我们一定会尽最大的努力帮助您！您顺产2次，原来没有盆底康复技术，在妊娠和分娩时受到损伤的盆底肌没有及时修复，造成了产后尿失禁。您现在处于更年期，这个时期激素水平会发生急剧改变，盆底肌的控尿功能明显下降，所以年轻时您不在意的症状，现在就会慢慢突显。我们先完善相关检查，再决定下一步的治疗方案，好吗？"

夫妻俩表示理解，也积极配合我们的检查。

随后，李女士进行了尿常规、盆底超声、盆底功能评估、尿动力学检查、尿垫试验及其他术前检查。根据检查结果，该患者极重度压力性尿失禁诊断明确，没有康复治疗和手术治疗的禁忌证。我们根据她的病情为她制订了详细的治疗方案，建议她选择无张力阴道吊带术（TVT 手术），当然也详细交代了选择该手术方式的原因、手术风险、手术相关并发症、处理方案以及疾病预后等信息。同时告诉她术后坚持盆底训练和保持体型对预防复发的重要性。为了取得更好的效果，建议她术前先进行一个疗程的盆底康复预治疗。康复方案是盆底低频电刺激加生物反馈，目的是唤醒身体本体感觉，学习Ⅰ、Ⅱ类肌纤维收缩，锻炼Ⅰ、Ⅱ类肌纤维，并训练她在各种场景时盆底肌处于收缩状态而不会出现漏尿。

　　一个疗程下来，李女士症状有所改善，盆底肌力略有提高。随后对李女士进行了手术治疗。无张力阴道吊带术的原理：抬高膀胱颈，恢复正常尿道后角度；加强尿道中段的支撑，增强尿道紧缩力和尿道阻力。李女士严格遵照术后医嘱使用抗生素预防感染，保持阴道清洁，术后恢复很好。出院时我告诉她术后 1 个月、3 个月、6 个月复诊，1 年后每年复诊 1 次。

出院后，李女士非常重视生活方式的调整，生活起居规律，除了控制体重，还尽量避免饮用含咖啡因的饮料，避免强体力劳动（包括提、拎和搬运重物），避免参加增加腹压的体育活动等。术前康复治疗时在护士指导下李女士很快掌握了凯格尔运动的技巧，身体恢复后她坚持每天训练，每次进行 2~4 秒的盆底肌收缩 / 放松训练，重复 10~15 分钟为 1 组，每日进行 2~3 组训练。

一次术后康复治疗结束后李女士特意到门诊告诉我："医生，我终于不必再用尿不湿，又可以回归正常生活了。感谢医院，感谢你们医护团队，是你们让我走出阴霾，重获新生。"

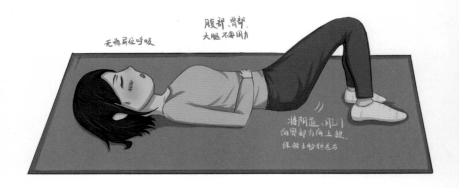

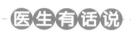

医生有话说

尿失禁指尿液不自主地从尿道流出，包括压力性尿失禁、急迫性尿失禁、充盈性尿失禁等。女性人群中23%~45%有不同程度的尿失禁，7%左右有明显的尿失禁症状，其中约50%为压力性尿失禁。压力性尿失禁是指腹压突然增高时出现尿液不自主流出，常常表现为喷嚏或咳嗽等腹压增加时漏尿。90%以上由妊娠分娩或绝经导致的盆底组织松弛所致，不足10%由先天性尿道内括约肌障碍所致。压力性尿失禁的治疗包括手术治疗和非手术治疗。非手术治疗主要用于轻、中度尿失禁和手术治疗前后的辅助治疗，包括控制体重、规律排尿排便、膀胱训练、盆底肌锻炼、盆底电刺激及生物反馈、盆底磁刺激、药物治疗等。手术治疗的最主要目的是提高患者的生活质量，适用于保守治疗效果不佳的患者。无张力阴道吊带术的目的在于起到类似耻骨尿道韧带的支撑作用，在应力状态下起到抬高和关闭尿道的作用，维持尿控。该手术短期疗效在90%以上，长期随访结果显示其治愈率在80%以上。

（刘冬月　周萍）

强健骨骼
守护健康

　　吴阿姨是一名退休职工，退休后的生活丰富多彩。空闲的时候，吴阿姨也和闺蜜姐妹到处旅游看风景，感受不同的风土人情。但近一年她哪里也不想去，总是觉得浑身不舒服，特别是腰酸背痛腿抽筋，感觉就像大病了一场。虽然单位年年体检，没有什么特殊异常，吴阿姨还是不放心，怀疑单位体检不全面，又到其他医院做了 24 小时动态心电图、全身 CT 等，也没什么新的发现，但就是说不出的不舒服。

　　吴阿姨的女儿关心母亲的身体，买了许多保健品给妈妈。可保健品吃了一大堆，腰背部酸软、疼痛，四肢乏力，背直不起来的症状依然没有缓解，并且胃口也不好了，整天还疑神疑鬼。吴阿姨在骨科、心内科、康复科等反复折腾，后来又挂了精神内科。医生说吴阿姨有抑郁和焦虑倾向，建议药物治疗，并告知可能要吃上一年左右的药。看到药物说明书上的各种不良反应，吴阿姨没敢吃。病痛还是一如既往地折磨着她。医院的各个科室也被吴阿姨跑了个遍。渐渐地，吴阿姨手又开始痛了，洗衣、做饭都不敢用力了。吴阿姨思来想去："好像我妇科检查还不是很全面，不会是妇科方面的问题吧？"

这天，吴阿姨挂了个妇科号，坐着扶梯上了 2 楼，前面还有 20 多个病人，看来得等一阵子了，想找地方坐等着，那边好像有医生在讲什么，过去瞅瞅吧——更年期"畅聊"交流会。还没等吴阿姨反应过来，一位医生就迎了过来，热情地打招呼："阿姨好，这里在做女性更年期科普讲座，每周都有，专门针对 40~65 岁年龄的阿姨，看您应该也属于这个年龄段吧？"

"对！我今年 57 岁了。"吴阿姨回答。

"那正好，今天我们讲的是女性更年期的科普知识，刚好适合您！这里有个免费的更年期测评表，您可以一边听课，一边填一下问卷，有不清楚的地方，可以随时问我。"医生热情地说道。

"好的，我还以为我更年期早过了呢，那我听听，能填的内容我试着填填。"接下来这个医生在给其他几位阿姨打招呼后就开讲了。吴阿姨听着听着，感觉就是在说自己呢，那些更年期症状，自己全都有，难道真的是更年期惹的祸？

医生的更年期科普讲座结束后，他走到每一位听众面前，和大家聊天，询问大家问卷填写情况。走到吴阿姨面前时，吴阿姨连忙说："医生，您讲的这些症状我都持续七八年了，有办法治疗吗？"

"阿姨好，我们会根据您的各项检查结果，综合评估，制订个体化的方案，改善您的相关症状。"

"我看看您的量表呢？"医生接着说。

吴阿姨递过自己填写的量表，医生定眼一看，说："阿姨，您属于骨质疏松性骨折高危风险人群，还有好些更年期症状，建议您到更年期专科门诊进一步就诊。您的情况是可以通过规范治疗改善的。"

"有这么厉害？我找了好多医生也没看出什么原因。"吴阿姨说道。

"我们会给您做精准评估和个体治疗的。我们是更年期专科门诊，专门治疗更年期女性的各种不适。"

　　吴阿姨好奇地来到了更年期专科门诊，护师小妹妹热情地迎了上来，协助吴阿姨完成了更年期相关评估并将吴阿姨的资料递给了医生。医生看完病历资料后对吴阿姨说："阿姨，您的病历资料很详细，每年的体检资料都可以作为我们评估的依据，您绝经这么久应该做骨密度测量。在检查的过程中，如果发现有其他专科异常，我们可以组织会诊，甚至多个学科的会诊，评估您的情况，开展针对性的治疗，您也就不用各个科室奔走了。"

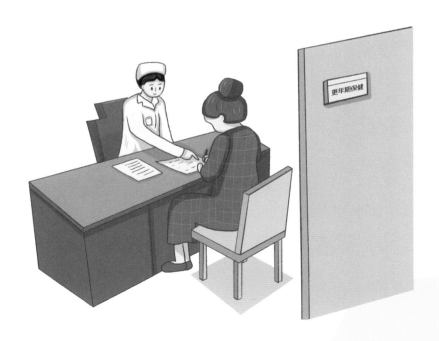

第一次享受这样的诊疗，吴阿姨对治疗充满期待。通过大家的一致评估，目前吴阿姨骨密度测定为骨质疏松，合并更年期症状，没有明显激素使用禁忌证，可以进行绝经激素治疗，同时骨科开展抗骨质疏松治疗，强调钙和维生素 D 的补充。

看了半天只开了几盒药，还能治疗老病根，能有效吗？吴阿姨心里充满了怀疑。但看了价格，反正不贵，死马当活马医吧。吴阿姨看完病，拿了药，就这样回家了。半个月后，吴阿姨关节好像不怎么酸痛了，心慌、失眠也好多了，脾气变好了。大半年坚持用药下来，吴阿姨感觉人精神好了，啥毛病也没有了。于是吴阿姨就想没必要再去复诊了，面对医院的随访电话，吴阿姨也总是敷衍说自己带孙忙，没有时间。

今年 5 月的单位体检如期开始了，好姐妹魏妈妈说自己生病住院，不能和她一起去体检了，一问才知道是骨折，住的是骨科，在 7 楼。见到好姐妹，吴阿姨急迫地问道："老魏啊，你腿咋骨折了呢？"

"别提了，就下楼买菜，扭了一下就成这样了，医生说除

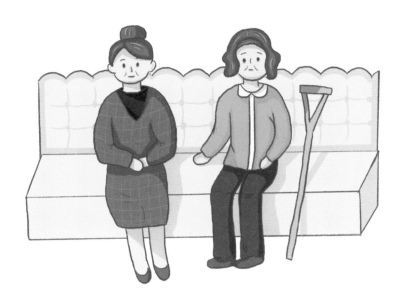

了治疗骨折，后面还要输液治疗骨质疏松。老吴啊，你不弯腰不驼背了，身子挺拔，你吃了啥保健品？告诉我呗！"魏妈妈好奇地问。

"什么保健品？就是保健院更年期专科门诊开的药。我也有骨质疏松，吃了没多久腰酸背痛就好多了。"吴阿姨回答道。

"真有这么神奇！那出了院你带我也去看看！"魏妈妈说。

"唉，你还真提醒了我，我感觉好了后就再没去更年期专

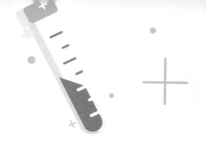

科门诊复查过了，看来还是要听医生的话规范复查。你就安心养病，等出院了，我们一起去保健院。"吴阿姨答道。

过了些日子，魏妈妈出院了。两个好闺蜜相约到保健院更年期专科门诊看病去了。

一年又过去了，吴阿姨和魏妈妈没有去过其他医院，就在更年期专科门诊随访观察。经过更年期专科门诊的规范治疗，两个好闺蜜的骨密度都上升了，更年期专科门诊成了两人定期的会面之处。远离骨质疏松，她们晚年的生活无比幸福从容。淡定的生活，如同溪水静静流淌，如同花儿慢慢开放。

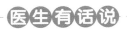

医生有话说

　　随着女性年龄增长，雌激素水平下降，骨质疏松成为更年期女性的常见症状，起初没有明显的临床表现，不易被察觉，也不易受到重视，但随着病情进展，患者逐渐出现腰肌酸软、腰背疼痛、四肢乏力、驼背或脊柱变形甚至骨折等。

　　做好规范的更年期管理，定期进行骨质疏松筛查和骨密度检测，早期发现骨量丢失，适量锻炼，及时补充钙和维生素D是预防绝经后骨质疏松的有效措施。同时对于有绝经激素治疗适应证、无禁忌证的更年期女性进行绝经激素治疗，也可以有效减少骨量丢失，预防绝经后骨质疏松。

（付天明）

健康自信的我没有躲过 乳腺癌

那天，我接到医院体检部的电话通知："乳腺有 0.9cm 结节，建议乳腺专科进一步复查。"不安和焦虑涌上心头，会不会是乳腺癌呢？该怎么办？我在情绪混乱中赶回了家，倒在床上思绪万千，想着我的从前，忧虑我的未来，如果得癌我该怎么办……

从小我就立志要成为一个对国家、对社会有用的人。我读书认真，很顺利考入了重点财经大学，毕业后努力工作，升迁很快。工作单位福利好，为了职工的健康，在一个大型医院为我们定制了一年两次的高端体检，我知道体检的意义就是让那些潜在的疾病被及早发现，所以每次都非常认真地完成了全部检查。通常体检结果如果有问题，体检部就会给我们打电话，帮我们联系好对应的科室找专家就诊。我常常想，幸好年轻时努力拼搏，才有可能在当下享受如此方便的服务。别人挂号排队都非常艰难，而我们享受的是一个团队的服务。连续几年的体检，我的身体都没有问题。

两年前 48 岁的我绝经了。有时候有点阵发性潮热，偶尔失眠一次，倒没有其他严重影响生活质量的问题。看着周围年龄相似的朋友经常为更年期的不适而困扰，甚至有一个朋友还得了抑郁症，我暗自庆幸上天对我的偏爱。可是今天这种幸运却被打破了。

一年前例行体检时，乳腺检查一如既往选择的是彩超检查。医生发现我的左侧乳房上长了一个 0.5cm 的小结节，彩超检查分的是 3 类。医院没有给我打电话。周围的同事有好几个人乳房上都有结节，有一位同事自己到医院挂号就诊，医生说她的 3 类结节可能是良性纤维瘤，让观察。我想，那么多人都有结节，有同事到医院看了也是良性的，也没有通知我复诊，应该没什么问题，抱着一贯的自信，我没有再深究这个结节对我是否安全。

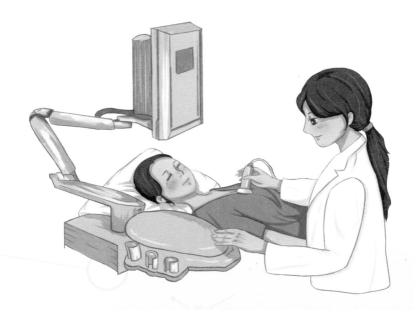

可是这次，仅仅过了半年，彩超显示这个结节变成了一个 0.9cm 的包块，分类已经到了 4b 类。医生给我解释说 4b 分类的意思是可能有 50% 的概率是乳腺癌，要我立即进行进一步专科诊治。

我怀着忐忑不安的心情来到了乳腺专科就诊。罗医生温柔、详细地问了我年龄、家族史、既往的病情发展，仔细地做了乳房查体。罗医生先让我站着，脱去上衣，双手叉腰，看了双侧乳房的大小是不是对称的，看了乳房皮肤有没有凹陷，接着触摸了乳房、腋窝等各个区域，同时还不忘询问我触摸时有没有疼痛感，最后挤了挤乳头，没有发现有乳头流液的现象。她指着体检的彩超图片说："左乳这个包块在半年内生长得较快，在彩超上看形态也不是太好，建议我去做穿刺活检，活检才是确诊的手段，排除最严重的情况，不管怎么说也不要拿身体去打赌，等穿刺确诊后再决定后续治疗……"

我内心是害怕的，想也没想就拒绝了穿刺的建议。不过，一贯谨慎的我还是一方面在朋友中间打听，有多少人得过乳腺结节，最后诊断是什么样子的；另一方面在百度上搜索。

我家里的亲戚中都没有得乳腺癌的，我的乳房也从来不痛，我不可能得癌吧。直到有一天问到一位远方的朋友，她说自己刚刚被诊断了早期乳腺癌，医生告诉她早期乳腺癌治愈率非常高，大多数都可以保留乳房的外形，不用害怕，而如果拖得太晚了，对身体会有更大的伤害。接着她给我叙述了她接受穿刺、检查和治疗的过程。

听起来这些过程也没什么大不了的，我应该可以应对。于是，我抱着乐观的心态来到了医院，想找医生穿刺后证实我是幸运的 50%。

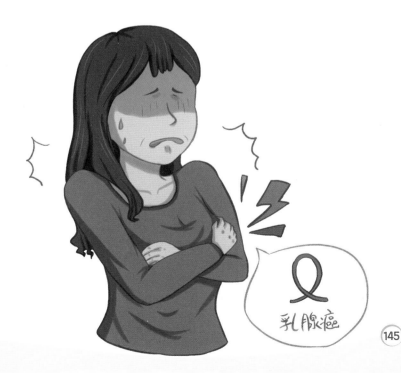

乳腺癌

　　"乳腺癌！""乳腺癌！"这 3 个字在眼前旋转，命运如此捉弄我，病检竟然是这个结局！在家人的鼓励和陪伴下，我接受了罗医生建议的所有治疗方案。因为全身检查明确肿瘤还没有转移到肺、肝、脑、骨等处，医生为我选择了保乳手术。医生给我留下了一个美美的乳房形状，乳房上只有一个不起眼的小切口，一点都没影响外观。非常幸运的是我的病理类型属于预后最好的类型，也没有淋巴结转移，进一步的基因检测提示复发风险非常低，可以免除化疗。手术后只需要接受副作用很小的放疗和口服药物内分泌治疗。

　　现在，我感觉自己还是一如既往地幸运。对于治疗后稍稍加重的更年期症状，我也在医生的指导下进行了治疗，症状得到了明显改善。虽然还要接受 5 年的内分泌治疗，但已经没有任何不适，我已经恢复到生病前的状态，爱美的我对自己的体态一如既往地感到自信，朋友们也说一点都看不出来我得过癌症。

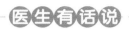

医生有话说

　　我国女性 40 岁后是乳腺癌的高发年龄，35 岁后新发现的 0 类或 3 类及 3 类以上的乳房结节，首先要请专业医生进行系统的检查排除乳腺癌。乳腺癌筛查不仅仅是做乳腺超声检查，对 40 岁后的女性推荐的乳腺癌筛查方式为乳腺彩超 + 乳腺钼靶检查。专业医生还会结合乳腺癌高风险因素、临床查体结果进行综合判断，仅选择一种影像检查方法，可能漏掉早癌。保持健康的生活方式、按时生育、产后哺乳时间长、心态好、爱运动等会降低乳腺癌的发生风险，但不是绝对不会罹患乳腺癌。推荐我国 40~60 岁的女性（"农村"两癌检查年龄为 35~64 岁）每年到医院做一次乳腺癌筛查，并按专科医生的建议，个体化选择此后乳腺癌筛查的时间和方法。比如体检发现的乳头溢液，可能乳管镜检查才能发现病灶；一些乳腺原位癌，乳腺 X 线检查才能发现病变……对任何乳腺影像检查发现的 4a 类及以上的病灶及部分临床判断可疑的 3 类以上的病灶，建议及时选择相应的活检方式，早期确诊，早期治疗。

（罗静　史琴艳）

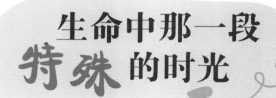

生命中那一段特殊的时光

4 年前的我怎么也没有想到，在年过半百的时候，老天爷跟给我开了一个大玩笑：那就是在 50 岁时我被诊断为乳腺癌。现在回想起那一段经历，我已能坦然面对，也让我更加感恩生命。

35 岁时，我第一次婚姻失败，独自抚养 10 岁的女儿，原本以为自己就会这样黯淡无光地过一辈子，结果受到老天爷的眷顾，让我遇到了现任老公，他就像一道光照亮了我的生命，他的关爱让我重新感受到生活的希望和生命的温度，想到余生能这样平淡而幸福地走完，我感到无比满足。

记得刚过 50 岁生日，我总是时不时一阵阵莫名发热，烦躁，晚上失眠，月经也开始紊乱，百度发现跟更年期综合征很吻合。跟老公商量后选择到更年期专科门诊就诊。接诊的梁医生认真听完我的情况后，开了一系列检查，其中包括乳腺彩超。当时我很是纳闷，看更年期症状为何还要检查乳腺？更何况我乳房没有任何不适。带着疑惑我按照嘱咐依次去做了检查，所有的检查结果呈现在梁医生面前，他依次看了后略带沉重的语气说道："你的右侧乳房内有一个结节，4a 类，有较高的风险，需要进一步到乳腺科就诊检查后，才能给你开治疗更年期症状的药。"

我心里咯噔一下，担心地问："梁医生，有什么严重的问题吗？"

"乳房 4a 类结节的乳腺癌风险为 2%~10%，需要请乳腺科医生进一步评估，不要紧张，先看看情况。"梁医生安慰说。

转诊到乳腺甲状腺专科门诊，医生详细看了检查报告并检查了乳房后，又让我做了一个钼靶检查，结果分类是 4b 类。

医生告知说："你这种情况需要住院，穿刺活检明确诊断。"

"为什么？我的乳房不痛不痒也摸不到包块，家里也没有乳腺癌的家族史，我只是想要解决更年期问题而已，为什么还要因为乳房问题住院？"我非常不解。

"虽然你没有任何症状，但超声和钼靶检查结果显示有风险，所以需要进一步检查，不能讳疾忌医而耽误治疗时机啊。"医生耐心地讲。

"我们听医生的，先检查清楚吧。"老公安慰说。

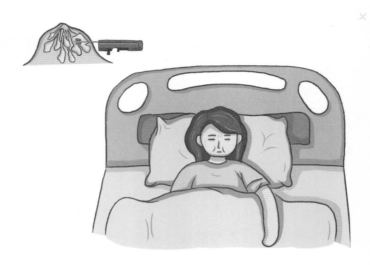

入院后我做了乳腺增强核磁共振等一系列检查，又在局麻下做了右乳穿刺活检术。焦虑地等待了两天后，检查结果确认为"浸润性乳腺癌"。当我拿到报告的那一刻，脑袋一片空白，医生后面说了什么我一个字也想不起来。老公只是紧紧抓住我的手，告诉我："没事，有老公在，不怕！"当天晚上，我彻底失眠了，我在网上不停地搜索"乳腺癌可以活多久？""乳腺癌要化疗吗？""乳腺癌要切乳房吗？"我反复想着："如果我走了，年迈的父母怎么办？""手术后我是不是就变成一个废人了？老公会不会因此嫌弃我？"

所有的检查结果出来后，乳腺科医生详细给我和老公介绍了病情。我仍然记得那天的对话。

"虽然你很不幸得了乳腺癌，但幸运的是发现得早，在还没有症状的时候就查出来了，肿瘤只有 1.2cm，相关检查均考虑目前还没有淋巴结转移，也没有远处转移，临床分期是一个早期，治愈率可以达到 90% 以上，而且可以保乳。"医生说。

我赶紧回复："我首先保命，选择全切。"

医生耐心地说："保乳不影响治疗，和全切相当，但术后生活质量更好，只是术后需要做乳房放疗，需要多一个月左右的治疗时间，同时医疗费用也会相应增加。"

我害怕失去乳房，我清楚乳房对女性的重要性，但老公工资不高，我们又没有商业保险，面对多出来的费用，我犹豫了，老公却坚定地说："医生，我们选择保乳。"他又紧紧握了握我的手说："你只管好好治疗，其他的我来想办法。"

就这样，我接受了保乳手术。手术结束后我在迷糊中看到还在胸前的乳房流下了眼泪，感谢老天，我还是一个完整的女人。但是与术前评估不一样的是，因为术中冰冻前哨淋巴结有癌转移，因此做了腋窝淋巴结清扫。最后病检出来一共有 4 个淋巴结转移。分期也从早期变成了中期。

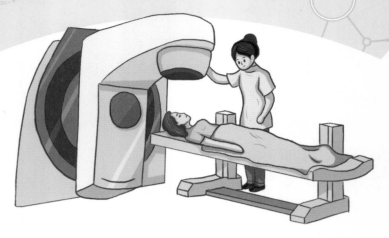

　　后续我陆续接受了 8 个周期的化疗、1 个月的放疗、1年的靶向治疗，经历手术后我已经能坦然接受后续的一切。许多治疗的副作用，如掉头发、恶心、呕吐、白细胞减少、口腔溃疡、全身乏力、手指脚趾麻木等，我都一一坚持过来了。而一系列更年期症状因为乳腺癌，不能服用激素药物来治疗，但经过中医调理和针灸治疗后，慢慢好转了不少。

　　1 年的靶向治疗结束后，终于不用频繁跑医院了，只需要在家继续吃药和每 3~6 个月进行一次复查，从手术到现在已经 4 个年头了，乳房和腋窝瘢痕几乎不明显了，回归工作岗位后，我几乎忘了自己是一个癌症病人，闲暇之余，回家看看父母，偶尔和朋友聚聚，每年和老公自驾游一次，生活恬静而美好地继续着。现在每次回想那一段时光，它就像一阵清风吹过。

今天我愿意把自己的故事分享出来，也愿意成为乳腺癌志愿宣传者，只想告诉大家乳腺癌算什么呢？它可能暂时打乱我们的生活节奏，却拦不住你要战胜它的决心！

医生有话说

乳腺癌目前已成为威胁我国女性健康的第一大恶性肿瘤，我国女性乳腺癌的发病高峰集中在 45~55 岁，多处于围绝经期，这一阶段的女性在家庭中往往起着承上启下的支撑作用。

乳腺癌是治疗效果较好的恶性肿瘤之一，早期乳腺癌治愈率很高，可以通过保乳手术、乳房再造（假体植入、脂肪填充、背阔肌转移）等获得很好的乳房外形，中晚期乳腺癌可以通过腔镜手术等最大限度地保留乳房功能和外形。乳腺癌的治疗是一个综合治疗，除了手术，还有化疗、放疗、靶向治疗、内分泌治疗，只要通过规范、全程的治疗都能获得很好的治疗效果。确诊乳腺癌后，家庭支持，积极面对，规范治疗，定期复查可提高治愈率，鼓励并倡导乳腺癌患者治疗后积极回归家庭和社会。

（张海燕　史琴艳）

更年期高血压的困扰

　　王阿姨今年 50 岁，半年前从单位退休回家，工作的时候觉得上班累，退休了，终于过上盼望的退休生活。陪陪家人，练练太极拳，计划去西藏看看传奇的布达拉宫，看看雪山下桃花盛开的繁荣景观，看看蓝天白云下雪白的南迦巴瓦峰……感受退休后的惬意生活，享受美好余生，这是王阿姨对退休生活的美好憧憬。

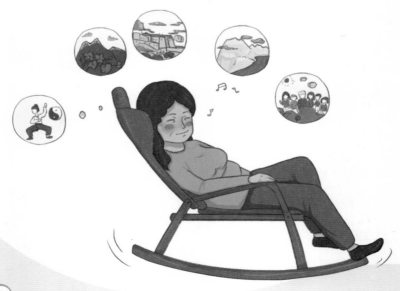

　　王阿姨退休后的第一件事，是加入社区太极拳队，认识了好多退休的姐妹，太极拳越练越有韵味。"市体育协会"为推广传统养生运动，丰富中老年人退休生活，将举办"夕阳红杯中老年太极拳"比赛。姐妹们很兴奋，都在积极地准备着，王阿姨负责团队服装采购，忙着统计姐妹们的衣服尺寸，大家一边干活一遍闲聊。

　　"现在退休了，身材也走样了，腰围也长了好大一圈，越来越胖了。我家先生常常笑话我，说我不工作了，没有正经事做，心也宽，体也胖了。"性格爽朗的李阿姨笑着说。

　　"我也是，以前的衣服都不能穿了，现在都不能穿收腰的衣服，你们说，穿太极服还挺着个大肚子多难看啊。"王阿姨深有同感，笑着说。

　　"听说这种肥胖叫向心性肥胖，和老年人的'三高'有很大关系。"爱看养生节目的李阿姨补充说。

　　大家说笑间，欢快地干着活儿，时间倒也过得快。

　　几天后，姐妹们发现王阿姨最近常常请假，说是身体不舒服。姐妹们决定一块儿去她家探望她。

　　到了她家，开门的是王阿姨的老伴林叔叔。林叔叔热情地把大家邀请进屋。一进客厅，只见王阿姨无精打采地躺在沙发上休息，见姐妹们来了，强打精神坐起来和姐妹们聊天。

　　李阿姨问："王老师，你最近是怎么了，好几天都没有来打太极拳了，身体不舒服吗？有没有去看医生？"

　　王阿姨叹了口气，说："最近老是觉得头晕，一阵阵心慌，还感觉心扑通扑通的，全身没劲，还有一阵阵发热、出汗，越来越烦躁了。现在离比赛时间还有两个月了，想多练习一下，却心有余而力不足。去心内科看了医生，做了一些检查，包括24小时血压监测，医生说是高血压，心脏也有问题，先吃降压药，下周去复查。"

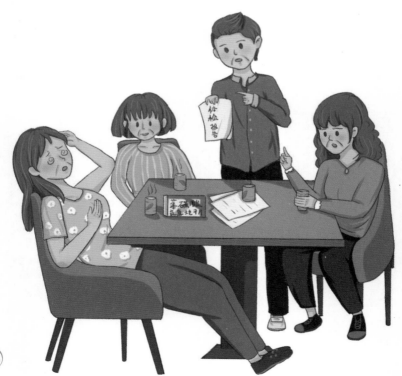

　　姐妹中有一位张阿姨，退休前是医生，一说到这里，大家都望向张阿姨："张姐，听说你以前是更年期专科门诊的医生，你帮她看看呗，这可有什么办法吗？"

　　张阿姨一提到自己的专业了，顿时来了精神，热情地说："把你体检报告和开的药给我看看。"

　　林叔叔很快在电视柜里拿出体检报告，说："张老师，你快帮忙看看吧，我们全家都被这体检报告吓到了，怎么好好的，就有了心脏病呢？"林叔叔担忧地说。

　　张阿姨看了一会儿体检报告，在上面勾画了一些标志。血压：162/80mmHg；心电图提示：窦性心律；心脏超声：左心房增大；颈动脉超声：未见明显异常；FSH 69mIU/mL，LH 55mIU/mL，E_2 16pg/mL，P 0.5ng/mL，BMI 26kg/m^2。然后看到王叔叔拿的一个苯磺酸氨氯地平片。

　　张阿姨说："王老师，你最近月经怎么样呢？"

　　"月经乱了有一年多了，有时候几个月来一次，月经量有多有少，很不规律。"王阿姨回答道。

"王老师，您除了有高血压，还有更年期综合征。"张阿姨继续说道。

王阿姨一脸惊诧，才说高血压，怎么又来了更年期综合征呢？

张阿姨很高兴能用专业知识帮助大家，继续说道："更年期是女性从育龄期向老年期过渡的阶段，指40~60(65)岁，它是由于卵巢功能减退，性激素水平下降或波动而出现的一系列躯体及精神心理症状，这些症状包括月经紊乱、潮热出汗、心悸、眩晕、头痛、失眠、耳鸣、激动易怒、阴道干涩、反复尿路感染等，每个人的症状不一样，心血管疾病和更年期也有一定的相关性呢。"

大家一听，开始七嘴八舌地说起来："对对对，我也时不时有这些症状。""去医院检查，医生说没有发现明显异常，但是症状又很明显。""我很苦恼，都不知道怎么办了。""我会不会也患高血压、心脏病呢？"

"张老师，你给我们讲讲呗，我们该怎么办呢？本想工作了那么多年，退休了好好享受生活的，现在感觉可难受了。"王阿姨着急地问。

"大家不要着急，我前几年也是有这些症状，经过治疗，症状缓解了。很多姐妹觉得更年期相关症状熬一熬就过去了，其实现在有很成熟的更年期保健策略。更年期是女性一生的必经阶段，只要我们了解它，并正确地面对它，就能顺利度过这个时期。"张阿姨继续说。

"我们体内有一种性激素，叫作雌激素。雌激素可以调节血管平滑肌细胞及内皮细胞的功能，还可以促进血管保护因子的释放，拮抗氧化应激，起到舒张血管降低血压等作用。雌激素水平下降，可能导致潮热出汗等血管舒缩症状，心悸、眩晕、耳鸣等自主神经失调症状，还能引起血管内皮功能异常、血压升高等，可能增加动脉粥样硬化、冠心病的发病率。更年期肥胖、情绪不稳定、睡眠质量差等也会加重病情，加重心血管负担。女性到了更年期，雌激素水平下降，机体代谢脂肪的能力下降，会引起脂肪在机体堆积，特别容易导致恼人的小肚腩，而这种向心性肥胖会显著增加心肌肥厚的发病率及严重程度。"张阿姨讲解说。

听张阿姨一讲，几个姐妹一脸疑虑：更年期有这么多的问题，多影响生活质量啊，还有很多退休计划没有实施呢！

张阿姨仿佛看出大家的心思，微笑着说："大家不必担心，这些是常见的问题，可能大家一听到心脏病，想到的就是胸痛、呼吸困难这些严重的症状。而更年期女性，通常征兆都不是很明显，不是很容易觉察，当引起注意时，已经成为慢性病需要长期管理了。更年期高血压就特别容易被忽视，所以体检非常重要。像王老师有这些不舒服，及时寻求医生帮助是非常正确的选择。在还没有造成严重后果的时候，我们就要预防，防止更严重的心血管疾病的发生。像王老师这样，已经出现高血压2级，就必须吃降压药控制了。还有左心房增大，是因为高血压导致的心室压力增大，左心房扩大，时间长了，高血压就有可能引起高血压性心脏病。"

"高血压危害还不小呢！""我们平时应该注意什么呢？""张老师，快给我们讲讲。"大家纷纷说道。

张阿姨笑着说："首先大家记住健康生活方式'六部曲'：限盐、减重、多运动，戒烟、戒酒、心态平。我们心理上不要有太大压力，保持开朗、乐观、积极的心态，保持心情舒畅，吃好睡好，才能更好地度过更年期。平时，大家要记住非常重要的一点，就是定期体检，发现疾病及时治疗。当然，饮食非常重要，要注意合理膳食，减少钠盐摄入，每人每日食盐摄入量不超过5g，大概就是一啤酒盖的量。平时少吃脂肪含量高的食物，吃维生素、优质蛋白质、纤维素等含量高的食物，还要戒烟限酒。"

"一天才能吃一啤酒盖的盐啊，感觉没有味道呢。"一贯口味较重的王阿姨说。

"但是为了健康，我们一定要吃清淡点。"张阿姨说。

王阿姨继续问道："那哪些食物我们应该多吃，哪些食物我们应该少吃呢？平时都是想吃啥就做啥。"

"比如，肥肉、动物内脏、炖的骨头汤、猪蹄这些，就富含脂肪，应该少吃。蔬菜含有多种维生素，鱼肉、牛奶、鸡鸭含有很多优质蛋白质，这些都是非常好的食物。"张阿姨顿了顿，继续说："对了，食物的烹饪方法也很重要，尽量水煮，少放油盐，炖的肉类也是尽量吃肉，减少喝汤，汤中含了很多嘌呤和脂肪，蛋白质主要还是在肉里。"

"我们以为营养都是在汤里，汤味道鲜美，看来我们的观念是错误的，以后要改变饮食习惯了。"王阿姨说道。

张阿姨接着讲："我们还需要规律运动，建议中等强度运动，每次 30 分钟，每周 5~7 次。控制体重，超重 / 肥胖会增加心血管负担，BMI 小于 24kg/m^2，女性腰围小于 85cm。穿 XXXL 码的姐妹们要加油控制体重了。太极拳是非常好的运动方式，既锻炼了身体，又控制了体重，有的姐妹选择快走、慢跑、骑车、游泳等运动，也是很好的。"

"当出现更年期相关症状时，需要及时到医院评估，进行综合管理，包括绝经激素治疗、中医药治疗、植物药治疗等，到更年期专科门诊，医生会为大家选择合适的治疗方案。"张阿姨说。

"在血压控制稳定后，如果仍然觉得症状缓解不明显，可以考虑使用绝经激素治疗，但是还需要完善部分体检，排除不能用绝经激素治疗的情况。"张阿姨继续说。

张阿姨给了王阿姨一些建议，王阿姨认认真真地遵照张阿姨的建议去做了评估。经过评估，王阿姨可以使用绝经激素治疗，经过一段时间的生活方式调整、血压控制及绝经激素治疗，王阿姨的症状明显改善了，半个月后，她重新回到了太极拳的队伍，姐妹们训练一丝不苟，齐心协力，在太极拳比赛中取得了很好的成绩，相约疫情之后出去旅游，让退休生活多姿多彩。

"最美不过夕阳红，温馨又从容……"如今，你在市中心广场练太极拳的队伍里面一下就能瞧见她，那个身着红色太极服、身形最欢快的就是王阿姨。

医生有话说

　　心血管疾病已经成为我国居民首位死亡原因，管理好高血压患者是遏制我国心血管疾病流行的核心策略之一。雌激素可以调节血管平滑肌细胞及内皮细胞的功能，还可以促进血管保护因子的释放，拮抗氧化应激，起到舒张血管降低血压等作用。更年期女性由于雌激素水平降低，患心血管疾病的风险增加。但更年期高血压常被忽视。更年期女性需定期监测血压，必要时寻求专业医生的帮助，给予药物控制血压。平时需牢记健康生活方式"六部曲"：限盐、减重、多运动，戒烟、戒酒、心态平。

（刘琼）

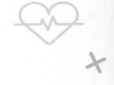

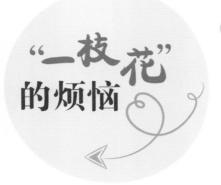

"一枝花"的烦恼

一日，母亲告诉我她的老朋友赵阿姨要来家里做客，由于住在不同的城市，我们和赵阿姨已经几年没有见面了。母亲抑制不住内心的喜悦，为了迎接老朋友的到来，提前几日就在家收拾准备。我也非常期待赵阿姨的到来。在我的印象中，赵阿姨个头高高的，肌肤雪白，一头乌黑的长发如瀑布般披散及腰，一张瓜子脸上总化着精致的妆容，说话声音温柔，对我也格外好。

听到一阵敲门声，我赶忙去开门。"赵阿姨？"眼前的中年女性，和我印象中的赵阿姨不太一样，个头还是高高的，头发还是自然地披散开，化着淡妆，脸上的肌肤却没了往日的光彩，皮肤变得松弛，眼角爬满了深深的皱纹，色斑也在她脸上生长开来。我有点不敢确定是她。这个时候，母亲过来，赶忙拉住赵阿姨的手把她迎进屋。一阵寒暄过后，赵阿姨感叹道："几年未见，你看我们都老了！"

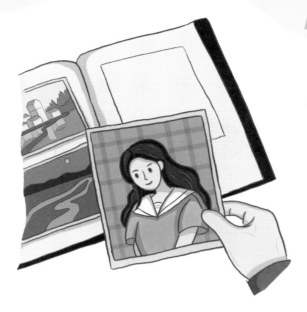

"可不，我们都是奔六的人了。我这里还留着以前我们的老照片，我拿出来给你看。现在回想以前，可有意思了。"母亲兴奋地拿出老相册跟赵阿姨翻阅起来。

母亲："你看，以前你多年轻漂亮啊！"

赵阿姨："可不是，再怎么说，那时候我还是单位的'一枝花'啊！哈哈，现在只能是过去式了。"

母亲："是啊，时间过得真快，一转眼我们都各自退休了。"

赵阿姨："嗯，孩子们长大了，我们也慢慢老了。岁月像把杀猪刀，不认老都不行。你看我这皮肤，再看看这照片，跟以前真的没法比了。我看你气色还不错，快给我说说，怎么保养的啊？"

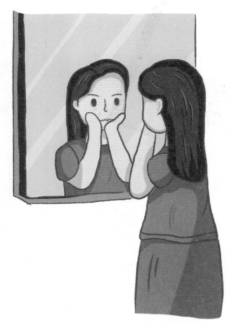

母亲对赵阿姨说："老赵，我这皮肤啊，多亏了我学医的女儿，她一早就告知我要注意更年期保养。更年期是我们每个女性永远绕不开的话题，进入更年期后，一个比较直观的外在表现就是皮肤老化。以前光彩、润泽、富有弹性的皮肤，随着年龄增长会变得干燥、单薄、松弛，出现皱纹、色斑。"

"对啊，你说的不就是现在的我吗？"赵阿姨说。

母亲说："其实主要原因是体内雌激素水平下降使皮肤储存的水分减少，皮肤失去弹性，最初形成小皱纹，经常出现色斑。胶原蛋白的产生减少，随之而来的是纤维组织的弹性降低。对于很多更年期女性来说，在皮肤逐渐衰老时会感到非常无助，照镜子已经变成了一种无奈，甚至是精神上的折磨。但是对皮肤进行一定的保养，是可以延缓皮肤老化的。"

赵阿姨疑惑地望着我问道："小杜，真的吗？我以为进入更年期后就只能如待宰羔羊般听天由命，任由镜子中的自己一天天地老去。"

我说："当然，赵阿姨！随着医学的发展，我们现在有很多手段延缓皮肤衰老，让女性的脸上不再那么明显地写着岁月的痕迹。其中最重要的就是皮肤清洁。"

"清洁？我每天都用洗面奶洗脸，清洁还不够？"赵阿姨问道。

我说："清洁可不仅仅是用洗面奶洗洗这么简单，由于更年期女性的皮肤一般比较干燥，因此最好用温水洗，水温在41~42℃，尽量不用肥皂，每天早晚清洗面部。清洗的时候，如果用力过度很可能使皮肤角质层变薄，皮脂减少，反而加速皮肤老化。平时可使用保湿美白类护肤品，隔3天使用一次面膜。最好在清洁皮肤后，涂擦含油脂高且无刺激作用的护肤品。洗澡时用保湿性洗浴产品，洗完澡及时涂抹身体乳。另外，皮肤也要运动。按摩可以促进血液循环和新陈代谢，对延缓皮肤老化有不错的效果。按摩的部位一般是皱纹易出现的地方，切记手法要轻。平时还要适当进行户外运动及锻炼。不仅如此，科学的饮食也很重要。"

"科学饮食？快，你赶紧给我普及普及。"赵阿姨连忙说道。

"科学合理的饮食能起到延缓皮肤老化的作用。平时多吃蔬菜和水果（富含维生素的食物），多食豆类、芝麻、花生酱等富含雌激素的食物，可以让皮肤变得细腻、润泽，整个人也精神焕发。平时多喝水，保证皮肤补充足够的水分，防止水分流失。少喝咖啡和浓茶，晚上也不宜进食过多，以免脂肪堆积。"我说。

"还有呢？"赵阿姨迫不及待地问道。

"保持每天充足的睡眠。我们知道提供能量的是饮食，而精神状态则靠睡眠来维持。充足有效的睡眠能使毛孔和汗腺都处于最佳状态，皮肤充分放松、自由呼吸。调整情绪，学会爱自己，保持自信、开朗，不要因为琐事总是精神不佳或长期紧张、压抑，这会导致皮肤血液循环不畅，营养供给不足，使皮肤出现苍白、皱纹、早衰。日常注意防晒。避免皮肤遭受过多的日晒，也是呵护皮肤很关键的一步。更年期并不可怕，可怕的是长了一颗畏惧更年期的心。只要找对方法，更年期心理、生理、皮肤的问题都是可以改善的。"我说。

赵阿姨一边听我说，一边连连点头："有道理，听你这么说啊，我也要多注意皮肤保养了。赶明儿，我还要和你妈妈照姐妹照，让我们一起重回 20 岁！"

"一言为定！"

"好！"

医生有话说

人体的皮肤一般在 35~40 岁逐渐出现比较明显的衰老变化。皮肤衰老主要表现为：皮肤松弛，出现细小皱纹，同时伴有皮肤干燥、脱屑、脆性增加、修复功能减退等。在衰老的过程中，皮肤水分减少，汗液及皮脂分泌减少，细胞新陈代谢减慢，胶原蛋白流失，弹力纤维和胶原纤维功能降低等。

衰老虽是自然规律，但科学合理的皮肤护理，减少紫外线等对皮肤的破坏，可以有效延缓皮肤衰老。身体是"革命的本钱"，好皮肤也是自己的资本。做好更年期保健，可以让女性更年无忧，继续美丽！

（贺晓春　杜娟）

更年期的难 "咽" 之苦

　　"四年啦！我不是在看病，就是在去看病的路上。"达雅阿姨自嘲地说，心里却苦恼极了。

　　这已是达雅阿姨今年的第 6 次喉镜检查了，喉咙干痒，咳不出来、咽不下去。她祈盼能够找出咽喉不适的元凶。基本每月都要做一次喉镜，甚至上了豪华套餐，比如鼻腔镜、

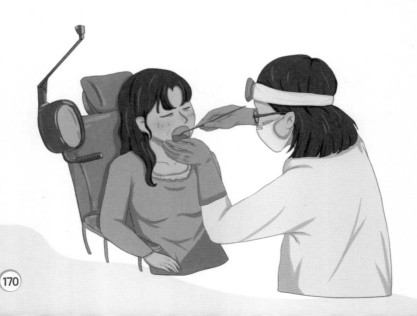

电生理、头颅 CT、磁共振等，检查结果都未提示明显特殊异常。"没有结果就是最好的结果。"看着苦恼的她，医生安慰道："要不您到妇产科看看呢，或许是更年期的问题。""我？更年期？我精神好得很！"达雅阿姨觉得受了侮辱，她印象里更年期的人就是疯婆子，是什么事一点就燃的异类。

　　三月八日，达雅阿姨陪女儿优优来做产检，因为是妇女节，大厅外刚好有义诊，女儿看有妇产科便提议免费检查一下。

　　"有什么好看的？我可没有妇科病。"达雅阿姨生气地怼了女儿。见妈妈有些不悦，优优说："反正免费的，产检还得一会儿才轮到我，看看又不花钱，担心什么呢？"

　　"也是，花钱的检查都做得不少，还怕这免费的检查不成。"

　　"阿姨，您多大年龄了，有什么不舒服吗？"温柔和蔼的医生热情地问道。"我 55 岁了，没什么不舒服，好得很！"达雅阿姨答道。"妈，你不是老觉得喉咙不舒服，有异物，还经常耳鸣吗？上次耳鼻喉医生不是建议你看更年期专科门诊吗？"优优说。

　　"我好着呢，看妇科治疗喉咙？"达雅阿姨一听就急了。

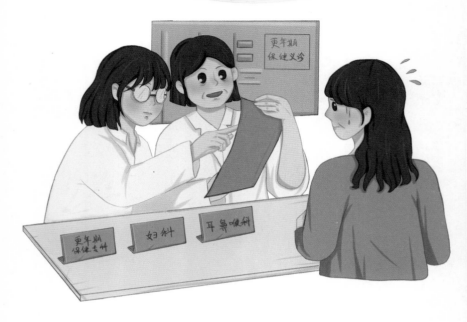

"阿姨，您绝经了吗？"医生问。

"我 50 岁回的经，已经 5 年了。"达雅阿姨回答。

"有耳鼻喉科检查报告吗？我看一下呢？"医生继续说。

"每次检查我都拍照保存在手机上，医生您看看吧。"优优一边开口一边递上手机。

"好的，这些检查很详细，我们也有耳鼻喉科医生，我找医生一起看看。另外，您是否有更年期的问题，我也可以帮您评估一下。如果耳鼻喉科没问题，说不定你还真的有妇科问题。"医生说完便请义诊的耳鼻喉科医生一起讨论。

"随便看，再怎么看，我也没妇科问题。" 达雅阿姨看着两个脑袋凑一起看报告的医生。

两个医生看完手机上的报告，商讨了一会，给出如下建议：耳鼻喉专科确实没有大问题，更年期专科门诊已经会诊好几例类似患者，很可能是绝经后女性激素水平下降导致的咽喉部不适或耳鸣，建议进一步完善检查，综合评估，排除禁忌证后试试激素治疗，改善咽喉不适和耳鸣症状。

"我的检查已经很全面了，有必要再检查吗？"达雅阿姨问。"你的耳鼻喉科检查确实很详细，所以能排除耳鼻喉的病变，对我们的诊治非常有指导价值。不过更年期女性激素水平下降导致的咽部不适及耳鸣，在激素治疗启动前，需要谨慎评估，个体用药，避免一些用药禁忌。"妇科医生说。

"哎，这个老毛病也折腾我四年了，如果真能治，花点钱也值了，我做！"达雅阿姨咬咬牙说。

"其实不需要花多少钱，因为你的体检很全面，有些直接可以用，只需要再补充一点风险评估的检查就行啦。"妇科医生笑着说。

"好吧，借你吉言，希望早点好。"达雅阿姨略带怀疑地说。

　　达雅阿姨在女儿的陪伴下做了相关检查，医生评估后开了药物，回家服用。临走之前医生叮嘱，一个月后复诊。

　　一个月后，上次义诊的那位妇科医生经过更年期专科门诊走廊时，远远便望见了一位笑逐颜开的女士，正兴高采烈在给其他患者分享自己的体验。医生定睛一瞧，正是达雅阿姨。

　　医生迎上去问道："达雅阿姨，您这段时间恢复得不错吧？"

　　"真神奇，我这么多年没看好的咽部不适和耳鸣问题让妇科医生给看好了，哈哈哈！"达雅阿姨笑得合不拢嘴。

　　"对！其实更年期女性的许多问题，都是激素水平下降导致的，万变不离其宗！"妇科医生说。"我一会儿给您再测评一下，调整药物，长期随访，不能懈怠哟！"

　　"保证按时复查，雷打不动！"达雅阿姨开心地说道。

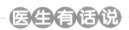

医生有话说

　　部分更年期女性时常会出现喉咙干涩不适，甚至有些人还会出现耳鸣等症状，在人们的思维定式下一般都会考虑是耳鼻喉出了问题。事实上咽部不适感病因复杂，可能与激素水平下降、器官退行性改变及植物神经功能紊乱有关，也可能由药物副作用所致。咽部不适可为其他疾病的症状之一，而绝非仅仅是耳鼻喉科才会出现的问题。更年期综合征患者最常出现月经紊乱、失眠多梦、心慌乏力、潮热多汗等症状，但在临床中也不难发现许多患者的咽部不适可能和更年期综合征密切相关。通过耳鼻喉科及更年期专科门诊的协同诊疗，对疾病进行更加科学的诊断，排除器质性病变，充分评估患者激素治疗的适应证、禁忌证和慎用情况，借助科学的更年期绝经激素治疗策略，常常可获得意想不到的改善效果！

（付天明）

主要参考文献

[1] 中华医学会妇产科学分会绝经学组.早发性卵巢功能不全的激素补充治疗专家共识[J].中华妇产科杂志，2016，51（12）:881-886.

[2] 魏丽慧，赵昀，沈丹华，等.中国宫颈癌筛查及异常管理相关问题专家共识（一）[J].中国妇产科临床杂志，2017（2）:190-192.

[3] 罗静.乳腺癌筛查[M].成都：四川科学技术出版社，2021.

[4] 中国老年学和老年医学学会骨质疏松分会妇产科专家委员会与围绝经期骨质疏松防控培训部.围绝经期和绝经后妇女骨质疏松防治专家共识[J].中国临床医生杂志，2020，48（8）:903-908.

[5] 国家心血管病中心.国家基层高血压防治管理指南（2020版）[J].中国循环杂志，2021，36（3）:209-220.

[6] 周龙峰，荣湘江，郑睿敏.更年期女性运动健康需求与运动处方研究进展[J].中国康复医学杂志，2021，36（9）:1184-1189.

[7] 中华预防医学会妇女保健分会更年期保健学组.更年期妇女保健指南（2015年）[J].实用妇科内分泌电子杂志，2016，3（2）:21-32.

[8] 中华医学会计划生育学分会.40岁及以上女性避孕指导专家共识[J].中华妇产科杂志，2020，55（4）:239-245.

[9] 谢幸，孔北华，段涛.妇产科学[M].9版.北京：人民卫生出版社，2018.

[10] 中华医学会妇产科学分会妇科内分泌学组.异常子宫出血诊断与治疗指南（2022更新版）[J].中华妇产科杂志，2022，57（7）：481-490.

[11] 中华医学会妇产科学分会绝经学组.绝经管理与绝经激素治疗中国指南（2018）[J].中华妇产科杂志，2018，53（11）:729-739.

[12] 中国营养学会.中国居民膳食指南2022[M].北京：人民卫生出版社，2022.

[13] 中华预防医学会妇幼保健分会更年期保健学组.更年期妇女保健指南[J].实用妇科内分泌杂志，2016，3（2）:21-32.

[14] 中华医学会妇产科学分会妇科盆底学组.女性压力性尿失禁诊断和治疗指南(2017)[J].中华妇产科杂志，2017，52（5）:5.

[15] 朱兰，郎景和.女性盆底学[M].北京：人民卫生出版社，2008.

[16] 中国妇幼保健协会妇女保健专科能力建设专业委员会.更年期女性心理健康管理专家共识[J].中国妇幼健康研究，2021，32（8）:1083-1089.

[17] 谈勇.中医妇科学[M].北京：中国中医药出版社，2016.

[18] 郑洪新.中医基础理论[M].北京：中国中医药出版社，2016.